JN104522

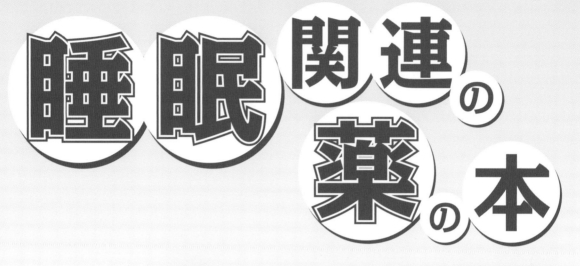

睡眠関連の薬の本

監修 北里大学医療衛生学部 保健衛生学科 精神保健学 教授
田ヶ谷 浩邦

アルタ出版

はじめに

　「確実に眠れる自分にぴったりの睡眠薬はないのだろうか？」「恐ろしい副作用や後遺症がない睡眠薬はないのだろうか？」、あるいは、「夜に出現する不思議な症状に、てんかんやパーキンソン病の薬が出されたけど大丈夫？」などと心配に思って、この本を手に取った方がいらっしゃると思います。

　睡眠中や夜間にさまざまな症状が出現する疾患を「睡眠障害」と呼びますが、医療関係者の間でもこれらの疾患や治療についてよく知られていません。睡眠中の呼吸やいびきの問題、夜間の下肢の不快な異常感覚、夜間の異常行動、日中の病的な眠気などの症状でお困りでしたら、睡眠障害専門の医療機関を受診してみてください。

　「眠れない」という症状は非常に多くみられます。ヒトはいつでも眠れる訳ではありません。不快だったり、心配・不安・恐怖があったりすれば眠れません。嬉しかったり、夢中になったりしても眠気は吹き飛んでしまいます。寝床内で過ごす時間が長すぎても眠れなくなります。身の回りにはカフェイン、エタノール、ニコチンなど眠れなくなる物質があふれています。

　睡眠薬は、多量に摂取しても安全な物質が利用されていますが、その分、催眠作用も弱いのです。睡眠薬を服用していても、心配事がある、夜遅くまで仕事をする、長時間寝床で過ごす、などの些細な原因で眠れなくなります。このような場合は、睡眠薬を増やしてもだるさや集中困難などの副作用が強まるだけで睡眠の改善は期待できません。生活を見直して、睡眠を妨害する因子を減らすことが

有効です。

　本書は睡眠関連の主な治療薬を一覧で掲載し、薬の働きや注意点などを種類ごとに解説しました。多くの方が健やかな睡眠を得るために、本書が役に立つことを期待しています。

2021年9月

北里大学医療衛生学部 保健衛生学科 精神保健学 教授

田ヶ谷 浩邦

目次

はじめに ───────────────────── 3

基本解説 ────────────────────── 6
　　①睡眠関連の問題の原因を知る ／ ②不眠症状と不眠症の違いとは？ ／
　　③図でわかる睡眠薬の働き ／ ④睡眠薬は強くて危険な薬か？ ／
　　⑤不眠症だけではない睡眠関連の病気

治療薬一覧の見かた ──────────────── 14

不眠症の薬
a. 非ベンゾジアゼピン系・ベンゾジアゼピン系薬 ──── 16
【非ベンゾジアゼピン系薬】アモバン、ゾピクロン、マイスリー、ゾルピデム
酒石酸塩、ルネスタ、エスゾピクロン
【ベンゾジアゼピン系薬】エバミール、ロラメット、ハルシオン、トリアゾラム、
リスミー、リルマザホン塩酸塩、レンドルミン、ブロチゾラム

b. オレキシン受容体拮抗薬 ─────────── 68
ベルソムラ、デエビゴ

c. メラトニン受容体作動薬 ─────────── 72
ロゼレム、メラトベル顆粒小児用

d. その他 ─────────────────── 74
抑肝散、芍薬甘草湯

その他の睡眠障害の薬
レストレスレッグス症候群 (むずむず脚症候群、下肢静止不能症候群) の薬 ── 82
ビ・シフロール、プラミペキソール塩酸塩、ニュープロパッチ、レグナイト

ナルコレプシーの薬 ─────────────── 92
モディオダール、リタリン、ベタナミン、アナフラニール

レム睡眠行動障害の薬 ─────────────── 96
ランドセン、リボトリール

おわりに ───────────────────── 100

索引 ──────────────────────── 102

睡眠関連の問題の原因を知る

　「夜、眠れなくて苦しい」「昼間に眠気が強くて辛い」といった睡眠関連の問題にはいろいろな原因があります。睡眠関連の問題を解決するためには、「すぐに薬」ではなく、何が原因かをまず確認することが重要です。

　例えば、大事な用事を控えた前の日は緊張のためによく眠れないということは誰でも経験があるのではないでしょうか。いうまでもなくこれは病気ではありません。一方、よく眠れない原因に心や身体の病気が関係している場合には、おおもとの病気を治療しなければ根本的な睡眠の改善にはつながりません。閉塞性睡眠時無呼吸のように、睡眠薬を使うとかえって症状が悪くなる病気があるので、慎重に確認する必要があります。

　「寝酒で寝つきがよくなる」と誤解している人がいますが、お酒を飲んで数時間するとかえって目が覚めやすい状態になるので睡眠には逆効果です。タバコやカフェインも睡眠に悪影響をもたらします。

　最近は仕事帰りにジムに通ってトレーニングしている方も多いかもしれませんが、夜間の激しい運動は睡眠には望ましくありません。一日中、外出せずにメリハリの小さい生活を送っていれば運動不足で夜に眠れなくなるのも無理はありません。休日の"寝だめ"は体内時計のリズムを乱して睡眠に悪影響を与えます。

睡眠に悪影響をもたらす原因の例

ストレスや緊張—会社で大事な会議がある、明日テストがある、夜遅く
　　　　　　　　　まで働いた　など

心の病気————うつ病、双極性障害　など

身体の病気———閉塞性睡眠時無呼吸、レストレスレッグス症候群、ナ
　　　　　　　　　ルコレプシー　など

嗜好品・食品——お酒、タバコ、カフェイン（コーヒー、お茶、コーラ、
　　　　　　　　　チョコレイト）　など

生活習慣————夜間の激しい運動やパソコン・スマートフォンの長時
　　　　　　　　　間操作、運動不足、昼寝や日中ゴロゴロ、週末の"寝
　　　　　　　　　だめ"　など

　このようなポイントを見直すことで薬を使わなくても睡眠の状態を改善できる場合があります。ぜひ一度、自分の生活を振り返ってみることをお勧めします。

　しかし、睡眠の問題で今も苦しくて困っている方や自分だけではどうすればよいかわからないという方は、どうかためらわずに睡眠に詳しい精神科や睡眠専門の医療機関などを受診してください。

不眠症状と不眠症の違いとは？

　睡眠に望ましい環境を整えても「よく眠れない」という症状が残ることがあります。よく眠れない状態を不眠と呼びます。不眠の症状には4つの種類があります。

4つの不眠症状

入眠障害—寝床に入ってもなかなか寝つけない

中途覚醒—睡眠の途中で目が覚めてなかなか寝つけない

早朝覚醒—普段の起床時刻よりもかなり早く目が覚めてそのまま寝つけない

熟眠障害—睡眠時間は確保されているのに「よく眠れた」という満足感が得られない

　不眠症状は日によって誰にでも起こり得るものですし、年を取れば若い時よりも不眠症状が現れやすくなる傾向があります。ですから不眠症状があっても日常生活に支障がなければ特に気にすることはありません。

　重要なことは不眠症状によって日常生活に悪影響が及んでいるかどうかで、よく眠れないために困っている状態が不眠症です。具体的には不眠症状が1カ月以上続いて日中のやる気や集中力が低下したり、食欲不振やだるさが現れたりした場合などに不眠症と診断され、治療の対象となります。

　不眠症の治療に使われる薬が睡眠薬です。睡眠薬は睡眠導入剤や眠剤などと呼ばれることもあります。睡眠薬は大きく分けて次の3種類があります。

3種類の睡眠薬

非ベンゾジアゼピン系・ベンゾジアゼピン系薬

オレキシン受容体拮抗薬

メラトニン受容体作動薬

　なお、市販の「睡眠改善薬」は一過性の不眠を対象としているため不眠症の治療には使われません。市販の「睡眠改善薬」は医療用の睡眠薬に比べて耐性がつきやすく、早期に効きめが弱まる可能性があります。その結果、眠気を得ようと薬を飲みすぎたり、薬がないと眠れなくなる依存が生じたりするリスクがあるので、不眠が続く時は早めに医師の診察を受けてください。「睡眠改善薬」は多量に服用した場合には生命の危険があり、睡眠薬よりも危険な薬剤です。

図でわかる睡眠薬の働き

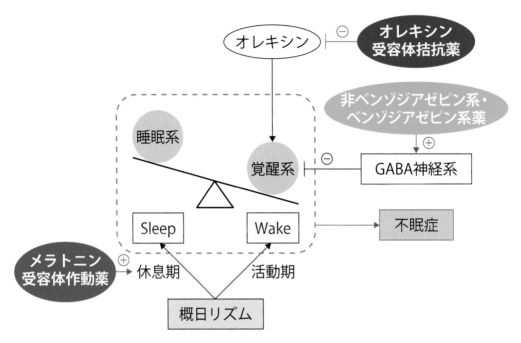

田ヶ谷浩邦.「不眠，不眠症」.『病気とくすり2020 基礎と実践 Expert's Guide』.
南山堂（薬局 2020年増刊号 Vol.71 No.4: 636-637）の図を一部改変.

非ベンゾジアゼピン系・ベンゾジアゼピン系薬は、神経細胞の働きを
抑えるGABA神経系を刺激して、覚醒系を抑えて睡眠に適した状態に導
きます。

　オレキシン受容体拮抗薬は、覚醒系を刺激するオレキシンの働きを抑
えることで眠りにつきやすい状態にします。

　メラトニン受容体作動薬はメラトニンの働きを補い、約24時間の概
日リズムを刻む体内時計の時刻合わせを助けて心身を休息モードに導き
ます。

睡眠薬は強くて危険な薬か？

　睡眠薬というと、刑事ドラマのワンシーンのように、飲んだ人がパタリと眠ってしまうようなイメージを思い浮かべるかもしれません。しかし実際にはそのようなことはまず起こりません。現在、一般的に使われている睡眠薬は"麻酔薬"のように人を眠らせるものではないのです。

　現在の睡眠薬は、その日の心配ごとが多かったり、服用時刻がいつもより早かったり、あるいは「大して効かないだろう」と疑ったり、「危険な薬ではないか」と不安に思ったりするだけで本当に効きめが弱く感じられることが珍しくない薬です。

　また、現在の睡眠薬は安全性が高く、仮に生命に危険が及ぶほどの量を飲もうとすると数千錠以上が必要なため物理的に飲めません。

　睡眠薬は他の薬と同じように主治医の指示に従って服用すれば安全で効果的な薬ですので、安心して使用してください。

　注意したい点は、睡眠薬（特にベンゾジアゼピン系薬）を服用してよく眠れている時に急に自己判断で薬を止めると不眠が再発する場合があります。他にも間違った服用方法によってふらつきや一時的な物忘れ（健忘）などの副作用が現れることがあるので、主治医の指示通りに服用を続けることが大事です。

不眠症だけではない睡眠関連の病気

　不眠症の他にも睡眠関連の病気があります。代表的なものをまとめてみましょう。

閉塞性睡眠時無呼吸

　肥満などが原因となって、眠っている間に鼻やのどの奥の空気の通り道（気道）がふさがって呼吸ができなくなる病気です。息苦しさのために夜中に繰り返し睡眠が中断しますがまったく自覚がなく、日中に眠気や集中力の低下、だるさなどの不調が現れることがあります。

　治療はCPAP（シーパップ）という機械を使って睡眠中に鼻から空気を送る方法が一般的です。「夜によく眠れない」という理由で睡眠薬を使うと、かえって気道がふさがりやすくなって逆効果なので注意が必要です。

レストレスレッグス症候群（むずむず脚症候群、下肢静止不能症候群）

　眠ろうとして横になると、脚を動かしたくなる不快感と、何ともいえない嫌な感覚が脚に生じてなかなか寝つけない病気です。むずむず脚症候群と呼ばれることもあり、不快な症状の表現は「むずむず」「ちりちり」「痛がゆい」「火照る」「うずく」など人によってさまざまです。

　脳は全身の神経から届くいろいろな信号のうち大事なものを取捨選択して感じ取っています。しかし、レストレスレッグス症候群では脚からの不要な信号も感じ取ってしまうために不快な症状が生じるのではないかと考えられています。

　治療には、脳の中のドパミンという物質の働きを補う薬や、てんかんの薬から開発された薬が使われます。

ナルコレプシー

　ナルコレプシーとは、脳を目覚めさせるオレキシンという物質が不足するために、昼間にもかかわらず急に耐え難い眠気に襲われて眠りに落ちてしまう病気です。睡眠発作と呼ばれるほど眠気が強く、食事中や運動中でも眠り込んでしまうことがあります。

　ナルコレプシーでは、面白いことや嬉しいことなどで気持ちが高ぶると、突然筋肉の力が抜ける情動脱力発作（カタプレキシー）という特徴的な症状があります。治療には覚醒系の働きを強める薬が使われます。

レム睡眠行動障害

　レム睡眠は原始的な動物にもみられる古い睡眠で、眼球のすばやい動き（REM：rapid eye movement）が出現する特徴的な睡眠です。レム睡眠の間にヒトは夢をみていると考えられています。レム睡眠中は身体の筋肉は金縛りの状態で、夢の中で身体を動かしても実際には身体は動きません。レム睡眠行動障害では金縛り状態を引き起こす機能が働かなくなり、夢の中での行動の通りに声が出たり、身体が動いたりしてしまいます。動きが激しい場合には本人や一緒に寝ている人がケガをすることもあります。治療にはてんかんの薬が使われることがあります。

概日リズム睡眠・覚醒障害

　自然界では24時間で昼と夜が周期的に繰り返されるように、ヒトの身体の中にも体内時計があって、おおよそ24時間（概日＝おおむね1日）周期で心身の状態が変化しています。しかし、時差ぼけや交代勤務、不規則な生活、脳の病気などが原因で昼夜のリズムと体内時計がずれてしまうと、睡眠の時間帯が早まったり遅くなったりして社会生活に支障をきたすことがあります。これが概日リズム睡眠・覚醒障害です。

　治療は朝に日光を浴びて体内時計の時刻合わせを行い、望ましい時間帯に睡眠を近づけていくことが重要です。体内時計の時刻合わせを外部から補強するためにメラトニン受容体作動薬を使うことがあります。

治療薬
一覧の
見かた

❶ 先発品
ジェネリック ❷ ゾピクロン錠
「杏林」

❸（ゾピクロン）

❹ 製造販売元／キョーリンリメディオ株式会社

❺ 薬価 7.5mg錠：6.50円
10mg錠：7.30円

❻ 販売開始 7.5mg錠：1998年7月
10mg錠：1998年7月

大きさ（長径/短径/厚さ/重さ）

❼【7.5mg錠】7.6mm/7.6mm/3.2mm/175mg

❽ 【実物大】

❾

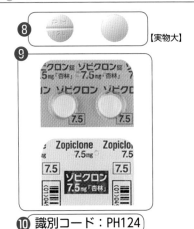

❿ 識別コード：PH124

❼【10mg錠】8.2mm/8.2mm/3.5mm/200mg

❽ 【実物大】

❾

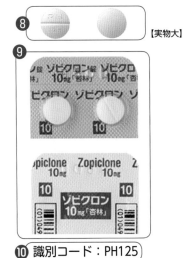

❿ 識別コード：PH125

❶ 先発品または
ジェネリック医薬品
（後発品）
※先発品・後発品のいずれにも
含まれない薬剤は分類マーク
を付けていません

❷ 薬の商品（薬剤）名

❸ 薬の有効成分

❹ 製造販売元に関わる
製薬会社名

❺ 1錠あるいは1gなど
規格当たりの価格

❻ 薬の販売開始年月

❼ 薬の寸法、重さなど
一部の薬剤は数値の前の「約」
を省略して表記しています

❽ 薬の写真
転載の許諾が得られなかった薬
剤については大きさを示す参考
図を掲載しています

❾ 薬の包装写真

❿ 薬剤に書かれている
薬を区別する番号

※［実物大］と記入されていない
写真は縮小拡大されています

※薬剤の写真は2021年7月時点のものであ
り各製薬企業より許可を得て、医療従事者
の方や患者さんなどの参考として掲載して
います。
なお薬剤は予告なく外観や薬価が変更され
たり、販売が中止されたりすることがあり
ます。
本書の内容は弊社の責任で掲載していま
す。お問合せはcontact@ar-pb.comまでご
連絡ください。

不眠症の薬

a. 非ベンゾジアゼピン系・ベンゾジアゼピン系薬

商品名：【非ベンゾジアゼピン系薬】アモバン、ゾピクロン、マイスリー、ゾルピデム酒石酸塩、ルネスタ、エスゾピクロン
【ベンゾジアゼピン系薬】エバミール、ロラメット、ハルシオン、トリアゾラム、リスミー、リルマザホン塩酸塩、レンドルミン、ブロチゾラム
※作用が長く持続して日中に影響が残りやすいベンゾジアゼピン系薬は省略しています

●どのように薬が効くか？

　仕事や運動などでは脳の神経細胞を活発に活動させる必要がありますが、神経細胞も休息が必要で、脳の大部分の活動を低下させて、脳を休めるのが睡眠です。不眠症の患者さんでは、脳の活動が十分低下していない可能性があります。

　GABA(ギャバ、ガンマ–アミノ酪酸)は、神経細胞の間の信号の伝達を抑える抑制系の神経伝達物質で、脳を休息モードにして眠りにつきやすい状態にします。

　ベンゾジアゼピンはGABAの作用を強める働きがあり、過剰な脳の活動を抑えて睡眠に適した状態へと導きます。

　ベンゾジアゼピン系薬のほうが先に開発されましたが、それを改良した非ベンゾジアゼピン系薬は催眠作用を維持しつつ筋弛緩作用などが弱められており、ふらつきなどの副作用が現れにくいとされています。

●どんな症状に有効か？

　非ベンゾジアゼピン系・ベンゾジアゼピン系薬は種類によって効果が続く時間（作用時間）が異なります。まずは作用時間が短いものから始めて、効果をみながら1人ひとりに合った睡眠薬を選びます。

　薬が効いてきていることに気づかないまま行動していると思わぬトラブルを起こすことがあるので、就寝前に薬を飲んだらそのまま布団に入って寝るようにしてください。早い時刻に服用しても効果は期待できません。入床直前に服用してください。

　非ベンゾジアゼピン系・ベンゾジアゼピン系薬の催眠作用は大差なく、多く服用しても催眠作用は頭打ちとなってしまい、ふらつきや健忘（誰かに不愉快なメールを送ったり冷蔵庫をあさったりしたのに記憶がないなど）といった副作用ばかりが強まります。

　一定の基準を満たす医師以外が、1回の受診で睡眠薬を3種類以上処方すると医療保険報酬が減額となるため、何種類もの睡眠薬を飲んでいる方は減っていると思いますが、少ない用量で主治医の指示通りに薬を飲み続けることが大事です。

　ベンゾジアゼピン系薬は睡眠薬としてだけでなく、抗不安薬（精神安定剤）としても使われています。そのため、ある病院でもらった睡眠薬と、別の病院でもらった抗不安薬が、実は両方とも同じベンゾジアゼピン系薬だったということが起こり得ます。このような重複処方を防ぐために「おくすり手帳」を薬局で見せてチェックしてもらってください。

先発品 ジェネリック アモバン錠

（ゾピクロン）

製造販売元／サノフィ株式会社
販売元／日医工株式会社

薬価　7.5mg錠：15.30円
　　　10mg錠：17.00円

販売開始　7.5mg錠：1989年6月
　　　　　10mg錠：1989年6月

大きさ（長径/短径/厚さ/重さ）

【7.5mg錠】10mm/5mm/3mm/175mg

【実物大の参考図】

識別コード：RY

【10mg錠】10mm/5mm/3mm/175mg

【実物大の参考図】

識別コード：ZC

先着品 ジェネリック ゾピクロン錠「杏林」

（ゾピクロン）

製造販売元／キョーリンリメディオ株式会社

薬価　7.5mg錠：6.50円
　　　10mg錠：7.30円

販売開始　7.5mg錠：1998年7月
　　　　　10mg錠：1998年7月

大きさ（長径/短径/厚さ/重さ）

【7.5mg錠】7.6mm/7.6mm/3.2mm/175mg

【実物大】

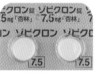

識別コード：PH124

【10mg錠】8.2mm/8.2mm/3.5mm/200mg

【実物大】

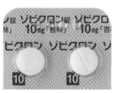

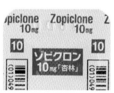

識別コード：PH125

ジェネリック ゾピクロン錠「サワイ」

（ゾピクロン）

製造販売元／沢井製薬株式会社

薬価 7.5mg錠：6.50円
　　 10mg錠：7.30円

販売開始 7.5mg錠：1997年7月
　　　　 10mg錠：1997年7月

大きさ（長径/短径/厚さ/重さ）

【7.5mg錠】10.2mm/5.2mm/3.7mm/184mg

【実物大】

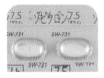
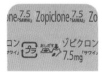

識別コード：SW731

【10mg錠】7.2mm/7.2mm/3.4mm/164mg

【実物大】

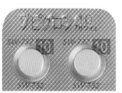
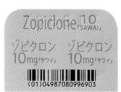

識別コード：SW732

ジェネリック ゾピクロン錠「トーワ」

（ゾピクロン）

製造販売元／東和薬品株式会社

薬価 7.5mg錠：6.50円
　　 10mg錠：7.30円

販売開始 7.5mg錠：1998年7月
　　　　 10mg錠：2009年6月

大きさ（長径/短径/厚さ/重さ）

【7.5mg錠】10.2mm/5.2mm/3.8mm/185mg

【実物大】

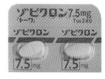

識別コード：Tw240

【10mg錠】7.2mm/7.2mm/3.4mm/164mg

【実物大】

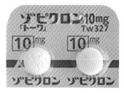
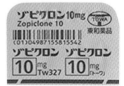

識別コード：Tw327

マイスリー錠

（ゾルピデム酒石酸塩）

製造販売元／アステラス製薬株式会社

薬価　5mg錠：30.90円
　　　10mg錠：50.30円

販売開始　5mg錠：2000年12月
　　　　　10mg錠：2000年12月

大きさ（長径/短径/厚さ/重さ）

【5mg錠】6.6mm/6.6mm/2.7mm/93mg

【実物大】

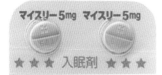

識別コード：**+**601

【10mg錠】8.6mm/8.6mm/3.3mm/185mg

【実物大】

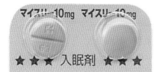

識別コード：**+**631

ゾルピデム酒石酸塩錠「AA」

（ゾルピデム酒石酸塩）

製造販売元／あすか製薬株式会社

薬価　5mg錠：10.10円
　　　10mg錠：16.00円

販売開始　5mg錠：2012年6月
　　　　　10mg錠：2012年6月

大きさ（長径/短径/厚さ/重さ）

【5mg錠】6.6mm/6.6mm/2.7mm/93mg

【実物大】

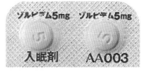

識別コード：AA003

【10mg錠】8.6mm/8.6mm/3.4mm/185mg

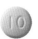
【実物大】

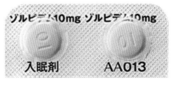

識別コード：AA013

ゾルピデム酒石酸塩錠「AFP」

(売薬品/ジェネリック)

（ゾルピデム酒石酸塩）

製造販売元／アルフレッサ ファーマ株式会社

薬価 5mg錠：10.10円
　　 10mg錠：12.80円

販売開始 5mg錠：2012年6月
　　　　 10mg錠：2012年6月

大きさ （長径/短径/厚さ/重さ）

【5mg錠】 6.5mm/6.5mm/2.6mm/90mg

  【実物大】

識別コード：NF222

【10mg錠】 8.5mm/8.5mm/3mm/180mg

  【実物大】

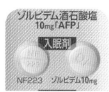
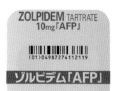

識別コード：NF223

ゾルピデム酒石酸塩錠「DK」

(売薬品/ジェネリック)

（ゾルピデム酒石酸塩）

製造販売元／大興製薬株式会社

薬価 5mg錠：10.10円
　　 10mg錠：16.00円

販売開始 5mg錠：2012年6月
　　　　 10mg錠：2012年6月

大きさ （長径/短径/厚さ/重さ）

【5mg錠】 6.6mm/6.6mm/2.7mm/94mg

  【実物大】

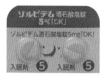

識別コード：ZtL

【10mg錠】 8.1mm/8.1mm/3.6mm/188mg

  【実物大】

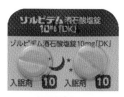
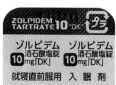

識別コード：ZtH

ゾルピデム酒石酸塩錠「DSEP」

先発品 ジェネリック

（ゾルピデム酒石酸塩）

製造販売元／第一三共エスファ株式会社

薬価　5mg錠：10.10円
　　　10mg錠：16.00円

販売開始　5mg錠：2012年6月
　　　　　10mg錠：2012年6月

大きさ（長径/短径/厚さ/重さ）

【5mg錠】6.6mm/6.6mm/2.7mm/93mg

【実物大】

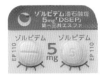

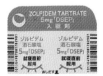

識別コード：EP110

【10mg錠】8.6mm/8.6mm/3.3mm/185mg

【実物大】

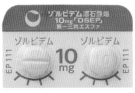

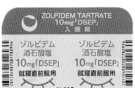

識別コード：EP111

ゾルピデム酒石酸塩錠「JG」

先発品 ジェネリック

（ゾルピデム酒石酸塩）

製造販売元／日本ジェネリック株式会社

薬価　5mg錠：10.10円
　　　10mg錠：12.80円

販売開始　5mg錠：2012年6月
　　　　　10mg錠：2012年6月

大きさ（長径/短径/厚さ/重さ）

【5mg錠】6.6mm/6.6mm/2.4mm/93mg

【実物大】

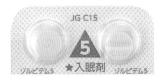

識別コード：JG C15

【10mg錠】8.6mm/8.6mm/3mm/185mg

【実物大】

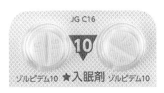

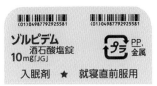

識別コード：JG C16

先発品 ジェネリック ゾルピデム酒石酸 塩錠「EE」

（ゾルピデム酒石酸塩）

製造販売元／エルメッド株式会社
販売元／日医工株式会社

薬価 5mg錠：10.10円
　　　10mg錠：16.00円

販売開始 5mg錠：2012年6月
　　　　 10mg錠：2012年6月

大きさ（長径/短径/厚さ/重さ）

【5mg錠】6.6mm/6.6mm/2.8mm/93mg

【実物大の参考図】

識別コード：EE226

【10mg錠】8.6mm/8.6mm/3.4mm/185mg

【実物大の参考図】

識別コード：EE227

先発品 ジェネリック ゾルピデム酒石酸 塩OD錠「EE」

（ゾルピデム酒石酸塩）

製造販売元／エルメッド株式会社
販売元／日医工株式会社

薬価 5mg錠：10.10円
　　　10mg錠：16.00円

販売開始 5mg錠：2012年6月
　　　　 10mg錠：2012年6月

大きさ（長径/短径/厚さ/重さ）

【5mg錠】6.6mm/6.6mm/2.7mm/95mg

【実物大の参考図】

識別コード：EE70

【10mg錠】8.6mm/8.6mm/3.5mm/190mg

【実物大の参考図】

識別コード：EE71

先発品 ジェネリック ゾルピデム酒石酸塩錠「KMP」

（ゾルピデム酒石酸塩）

製造販売元／共創未来ファーマ株式会社

薬価 5mg錠：10.10円
　　 10mg錠：17.90円

販売開始 5mg錠：2012年6月
　　　　 10mg錠：2012年6月

大きさ（長径/短径/厚さ/重さ）

【5mg錠】6.6mm/6.6mm/2.7mm/93mg

【実物大】

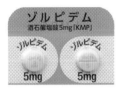

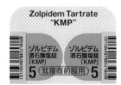

識別コード：ゾルピデム 5/ゾルピデム 5KMP

【10mg錠】8.6mm/8.6mm/3.4mm/186mg

【実物大】

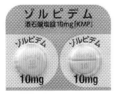

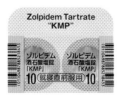

識別コード：ゾルピデム 10/ゾルピデム 10KMP

先発品 ジェネリック ゾルピデム酒石酸塩錠「NP」

（ゾルピデム酒石酸塩）

製造販売元／ニプロ株式会社

薬価 5mg錠：10.10円
　　 10mg錠：12.80円

販売開始 5mg錠：2012年6月
　　　　 10mg錠：2012年6月

大きさ（長径/短径/厚さ/重さ）

【5mg錠】6.6mm/6.6mm/2.7mm/93mg

【実物大】

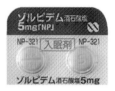

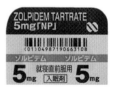

識別コード：NP-321

【10mg錠】8.6mm/8.6mm/3.4mm/185mg

【実物大】

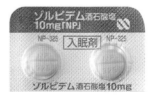

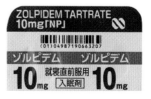

識別コード：NP-325

ゾルピデム酒石酸塩錠「KN」

先発品／ジェネリック

（ゾルピデム酒石酸塩）

製造販売元／小林化工株式会社

薬価 5mg錠：10.10円
10mg錠：16.00円

販売開始 5mg錠：2012年6月
10mg錠：2012年6月

大きさ （長径/短径/厚さ/重さ）

【5mg錠】6.6mm/6.6mm/2.8mm/93mg

  【実物大】

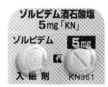

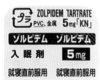

識別コード：KN361

【10mg錠】8.6mm/8.6mm/3.4mm/185mg

  【実物大】

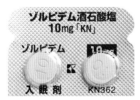

識別コード：KN362

ゾルピデム酒石酸塩OD錠「KN」

先発品／ジェネリック

（ゾルピデム酒石酸塩）

製造販売元／小林化工株式会社

薬価 5mg錠：10.10円
10mg錠：16.00円

販売開始 5mg錠：2012年6月
10mg錠：2012年6月

大きさ （長径/短径/厚さ/重さ）

【5mg錠】6.6mm/6.6mm/2.7mm/95mg

  【実物大】

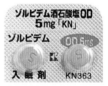

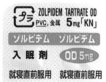

識別コード：KN363

【10mg錠】8.6mm/8.6mm/3.5mm/190mg

  【実物大】

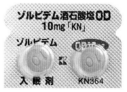

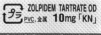

識別コード：KN364

非ベンゾ・ベンゾ系薬

25

［先発品/ジェネリック］ ゾルピデム酒石酸塩錠「NPI」

（ゾルピデム酒石酸塩）

製造販売元／東洋カプセル株式会社
販売元／日本薬品工業株式会社

薬価　5mg錠：10.10円
　　　10mg錠：16.00円

販売開始　5mg錠：2019年6月
　　　　　10mg錠：2019年6月

大きさ（長径/短径/厚さ/重さ）

【5mg錠】6.6mm/6.6mm/2.7mm/94mg

【実物大】

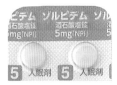

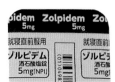

識別コード：TC40

【10mg錠】8.6mm/8.6mm/3.4mm/188mg

【実物大】

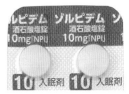

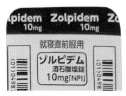

識別コード：TC41

［先発品/ジェネリック］ ゾルピデム酒石酸塩錠「TCK」

（ゾルピデム酒石酸塩）

製造販売元／辰巳化学株式会社

薬価　5mg錠：10.10円
　　　10mg錠：16.00円

販売開始　5mg錠：2012年6月
　　　　　10mg錠：2012年6月

大きさ（長径/短径/厚さ/重さ）

【5mg錠】6.6mm/6.6mm/2.7mm/93mg

【実物大】

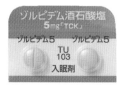

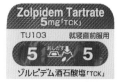

識別コード：TU103

【10mg錠】8.6mm/8.6mm/3.3mm/185mg

【実物大】

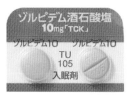

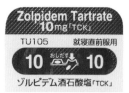

識別コード：TU105

ゾルピデム酒石酸塩錠「YD」

（ゾルピデム酒石酸塩）

製造販売元／株式会社陽進堂

薬価　5mg錠：10.10円
　　　10mg錠：16.00円

販売開始　5mg錠：2012年6月
　　　　　10mg錠：2012年6月

大きさ（長径/短径/厚さ/重さ）
【5mg錠】6.6mm/6.6mm/2.7mm/93mg

【実物大】

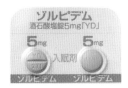
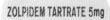

識別コード：YD271

【10mg錠】8.6mm/8.6mm/3.3mm/185mg

【実物大】

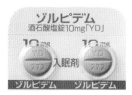
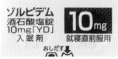

識別コード：YD272

ゾルピデム酒石酸塩錠「ZE」

（ゾルピデム酒石酸塩）

製造販売元／全星薬品工業株式会社

薬価　5mg錠：10.10円
　　　10mg錠：16.00円

販売開始　5mg錠：2012年6月
　　　　　10mg錠：2012年6月

大きさ（長径/短径/厚さ/重さ）
【5mg錠】6.6mm/6.6mm/2.7mm/93mg

【実物大】

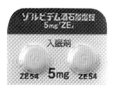

識別コード：ZE54

【10mg錠】8.6mm/8.6mm/3.4mm/185mg

【実物大】

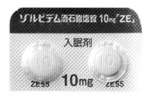

識別コード：ZE55

非ベンゾ・ベンゾ系薬

先発品 ジェネリック ゾルピデム酒石酸塩錠「アメル」

（ゾルピデム酒石酸塩）

製造販売元／共和薬品工業株式会社

薬価 5mg錠：10.10円
　　　10mg錠：12.80円

販売開始 5mg錠：2012年6月
　　　　　10mg錠：2012年6月

大きさ（長径/短径/厚さ/重さ）

【5mg錠】6.6mm/6.6mm/2.7mm/93mg

  【実物大】

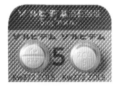

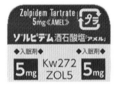

識別コード：Kw272/ZOL 5

【10mg錠】8.6mm/8.6mm/3.4mm/185mg

  【実物大】

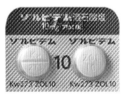

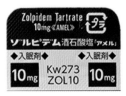

識別コード：Kw273/ZOL 10

先発品 ジェネリック ゾルピデム酒石酸塩錠「オーハラ」

（ゾルピデム酒石酸塩）

製造販売元／大原薬品工業株式会社

薬価 5mg錠：10.10円
　　　10mg錠：16.00円

販売開始 5mg錠：2012年6月
　　　　　10mg錠：2012年6月

大きさ（長径/短径/厚さ/重さ）

【5mg錠】6.6mm/6.6mm/2.7mm/93mg

  【実物大】

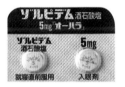

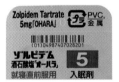

識別コード：ゾルピデム 5 オーハラ

【10mg錠】8.6mm/8.6mm/3.4mm/186mg

  【実物大】

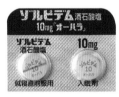

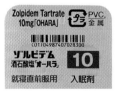

識別コード：ゾルピデム 10 オーハラ

ジェネリック ゾルピデム酒石酸塩錠「杏林」

（ゾルピデム酒石酸塩）

製造販売元／キョーリンリメディオ株式会社

薬価 5mg錠：10.10円
10mg錠：12.80円

販売開始 5mg錠：2012年6月
10mg錠：2012年6月

大きさ（長径/短径/厚さ/重さ）

【5mg錠】6.6mm/6.6mm/2.7mm/94mg

【実物大】

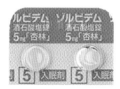

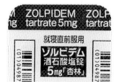

識別コード：KRM137

【10mg錠】8.6mm/8.6mm/3.4mm/188mg

【実物大】

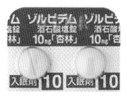

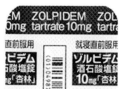

識別コード：KRM138

ジェネリック ゾルピデム酒石酸塩錠「クニヒロ」

（ゾルピデム酒石酸塩）

製造販売元／皇漢堂製薬株式会社

薬価 5mg錠：10.10円
10mg錠：12.80円

販売開始 5mg錠：2015年6月
10mg錠：2015年6月

大きさ（長径/短径/厚さ/重さ）

【5mg錠】6.6mm/6.6mm/2.6mm/90mg

【実物大の参考図】

識別コード：KSK311

【10mg錠】8.6mm/8.6mm/3.2mm/180mg

【実物大の参考図】

識別コード：KSK317

非ベンゾ・ベンゾ系薬

ゾルピデム酒石酸塩錠「ケミファ」

（ゾルピデム酒石酸塩）

製造販売元／日本ケミファ株式会社

薬価 5mg錠：10.10円
　　 10mg錠：16.00円

販売開始 5mg錠：2012年6月
　　　　 10mg錠：2012年6月

大きさ（長径/短径/厚さ/重さ）

【5mg錠】6.6mm/6.6mm/2.7mm/93mg

  【実物大】

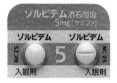

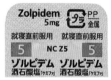

識別コード：NC Z5

【10mg錠】8.6mm/8.6mm/3.3mm/185mg

  【実物大】

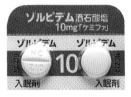

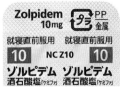

識別コード：NC Z10

ゾルピデム酒石酸塩錠「サンド」

（ゾルピデム酒石酸塩）

製造販売元／サンド株式会社

薬価 5mg錠：10.10円
　　 10mg錠：12.80円

販売開始 5mg錠：2012年6月
　　　　 10mg錠：2012年6月

大きさ（長径/短径/厚さ/重さ）

【5mg錠】7.1mm/7.1mm/2.8mm/114mg

  【実物大】

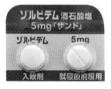

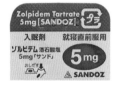

識別コード：ZLP5

【10mg錠】7.1mm/7.1mm/2.9mm/124mg

  【実物大】

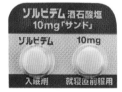

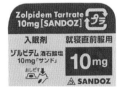

識別コード：ZLP10

ジェネリック ゾルピデム酒石酸塩錠「サワイ」

（ゾルピデム酒石酸塩）

製造販売元／沢井製薬株式会社

薬価 5mg錠：10.10円
　　 10mg錠：16.00円

販売開始 5mg錠：2012年6月
　　　　 10mg錠：2012年6月

大きさ（長径/短径/厚さ/重さ）

【5mg錠】6.6mm/6.6mm/2.8mm/93mg

  【実物大】

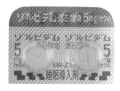

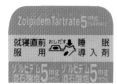

識別コード：SW Z1

【10mg錠】8.6mm/8.6mm/3.3mm/185mg

  【実物大】

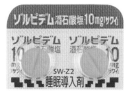

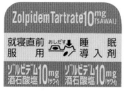

識別コード：SW Z2

ジェネリック ゾルピデム酒石酸塩OD錠「サワイ」

（ゾルピデム酒石酸塩）

製造販売元／沢井製薬株式会社

薬価 5mg錠：10.10円
　　 10mg錠：16.00円

販売開始 5mg錠：2012年6月
　　　　 10mg錠：2012年6月

大きさ（長径/短径/厚さ/重さ）

【5mg錠】6.5mm/6.5mm/2.7mm/90mg

  【実物大】

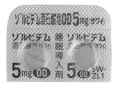

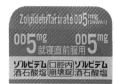

識別コード：SW ZL1

【10mg錠】8.5mm/8.5mm/3.3mm/180mg

  【実物大】

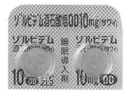

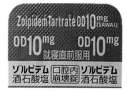

識別コード：SW ZL2

先発品 ジェネリック ゾルピデム酒石酸塩錠「タカタ」

（ゾルピデム酒石酸塩）

製造販売元／高田製薬株式会社

薬価　5mg錠：10.10円
　　　10mg錠：16.00円

販売開始　5mg錠：2012年6月
　　　　　10mg錠：2012年6月

大きさ（長径/短径/厚さ/重さ）
【5mg錠】6.6mm/6.6mm/2.7mm/94mg

  【実物大】

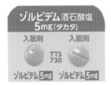

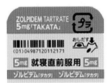

識別コード：TTS-730

【10mg錠】8.6mm/8.6mm/3.2mm/186mg

  【実物大】

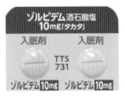

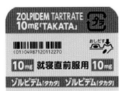

識別コード：TTS-731

先発品 ジェネリック ゾルピデム酒石酸塩錠「テバ」

（ゾルピデム酒石酸塩）

製造販売元／武田テバ薬品株式会社
発売元／武田テバファーマ株式会社
販売／武田薬品工業株式会社
（資産移管　日医工株式会社）

薬価　5mg錠：10.10円
　　　10mg錠：12.80円

販売開始　5mg錠：2012年6月
　　　　　10mg錠：2012年6月

大きさ（長径/短径/厚さ/重さ）
【5mg錠】6.6mm/6.6mm/2.7mm/93mg

 【実物大の参考図】

識別コード：KT ZP/5

【10mg錠】8.6mm/8.6mm/3.2mm/186mg

【実物大の参考図】

識別コード：KT ZP/10

先発品 ジェネリック ゾルピデム酒石酸塩錠「トーワ」

（ゾルピデム酒石酸塩）

製造販売元／東和薬品株式会社

薬価　5mg錠：10.10円
　　　10mg錠：16.00円

販売開始　5mg錠：2012年6月
　　　　　10mg錠：2012年6月

大きさ（長径/短径/厚さ/重さ）

【5mg錠】6.6mm/6.6mm/2.6mm/93mg

【実物大】

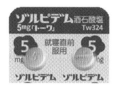

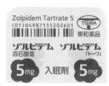

識別コード：Tw324

【10mg錠】8.7mm/8.7mm/3.3mm/185mg

【実物大】

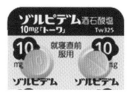

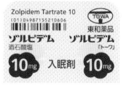

識別コード：Tw325

先発品 ジェネリック ゾルピデム酒石酸塩OD錠「トーワ」

（ゾルピデム酒石酸塩）

製造販売元／東和薬品株式会社

薬価　5mg錠：10.10円
　　　10mg錠：16.00円

販売開始　5mg錠：2013年12月
　　　　　10mg錠：2013年12月

大きさ（長径/短径/厚さ/重さ）

【5mg錠】7.0mm/7.0mm/3.4mm/135mg

【実物大】

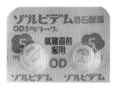

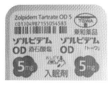

識別コード：ゾルピ5/ゾルピデムOD 5 トーワ

【10mg錠】9.0mm/9.0mm/4.2mm/270mg

【実物大】

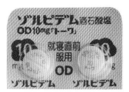

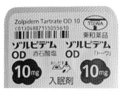

識別コード：ゾルピ10/ゾルピデムOD 10 トーワ

非ベンゾ・ベンゾ系薬

先発品 ジェネリック ゾルピデム酒石酸塩錠「日医工」

（ゾルピデム酒石酸塩）

製造販売元／日医工株式会社

薬価 5mg錠：10.10円
10mg錠：12.80円

販売開始 5mg錠：2012年6月
10mg錠：2012年6月

大きさ（長径/短径/厚さ/重さ）

【5mg錠】6.6mm/6.6mm/2.7mm/93mg

【実物大の参考図】

識別コード：n174

【10mg錠】7.1mm/7.1mm/3.2mm/124mg

【実物大の参考図】

識別コード：n175

先発品 ジェネリック ゾルピデム酒石酸塩OD錠「日医工」

（ゾルピデム酒石酸塩）

製造販売元／日医工株式会社

薬価 5mg錠：10.10円
10mg錠：12.80円

販売開始 5mg錠：2014年12月
10mg錠：2014年12月

大きさ（長径/短径/厚さ/重さ）

【5mg錠】6.5mm/6.5mm/2.5mm/90mg

【実物大の参考図】

識別コード：n180

【10mg錠】8.0mm/8.0mm/3.3mm/180mg

【実物大の参考図】

識別コード：n181

ジェネリック ゾルピデム酒石酸塩錠「日新」

（ゾルピデム酒石酸塩）

製造販売元／日新製薬株式会社

薬価 5mg錠：10.10円
10mg錠：16.00円

販売開始 5mg錠：2012年6月
10mg錠：2012年6月

大きさ（長径/短径/厚さ/重さ）

【5mg錠】 6.6mm/6.6mm/2.6mm/93mg

 【実物大】

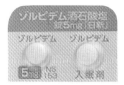

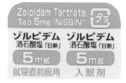

識別コード：NS 153

【10mg錠】 8.6mm/8.6mm/3.1mm/186mg

 【実物大】

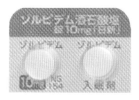

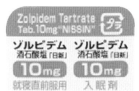

識別コード：NS 154

ジェネリック ゾルピデム酒石酸塩錠「ファイザー」

（ゾルピデム酒石酸塩）

製造販売元／ファイザー株式会社

薬価 5mg錠：10.10円
10mg錠：12.80円

販売開始 5mg錠：2012年6月
10mg錠：2012年6月

大きさ（長径/短径/厚さ/重さ）

【5mg錠】 6.6mm/6.6mm/2.7mm/93mg

 【実物大】

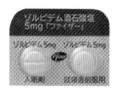

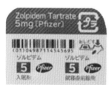

識別コード：ZO 5

【10mg錠】 8.6mm/8.6mm/3.4mm/185mg

 【実物大】

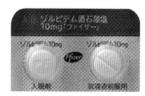

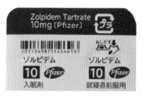

識別コード：ZO 10

非ベンゾ・ベンゾ系薬

先発品 ジェネリック ゾルピデム酒石酸塩錠「明治」

（ゾルピデム酒石酸塩）

製造販売元／Meiji Seikaファルマ株式会社

薬価　5mg錠：10.10円
　　　10mg錠：16.00円

販売開始　5mg錠：2012年6月
　　　　　10mg錠：2012年6月

大きさ（長径/短径/厚さ/重さ）

【5mg錠】6.6mm/6.6mm/2.7mm/93.6mg

【実物大の参考図】

識別コード：MS 032

【10mg錠】8.6mm/8.6mm/3.2mm/186mg

【実物大の参考図】

識別コード：MS 033

先発品 ジェネリック ゾルピデム酒石酸塩内用液「タカタ」

（ゾルピデム酒石酸塩）

製造販売元／高田製薬株式会社

薬価　5mg（1mL包）液剤：48.40円
　　　10mg（2mL包）液剤：72.80円

販売開始　5mg液剤：2012年6月
　　　　　10mg液剤：2012年6月

大きさ

【5mg液剤】無色澄明の液

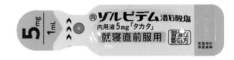

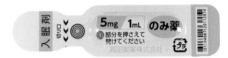

【10mg液剤】無色澄明の液

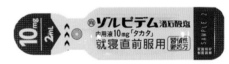

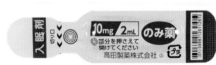

先発品 ジェネリック

ゾルピデム酒石酸塩ODフィルム「モチダ」

（ゾルピデム酒石酸塩）

製造販売元／救急薬品工業株式会社　販売元／持田製薬株式会社

薬価 5mg：16.90円，10mg：28.10円

販売開始 5mg錠：2012年6月，10mg錠：2012年6月

大きさ（長径/短径/厚さ）

【5mg】20mm/14mm/0.08～0.11mm　　　　　【10mg】20mm/14mm/0.1～0.13mm

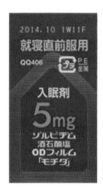

識別コード：QQ406

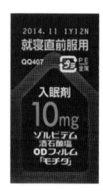

識別コード：QQ407

【先発品】【ジェネリック】

ルネスタ錠
（エスゾピクロン）

製造販売元／エーザイ株式会社

薬価 1mg錠：45.60円，2mg錠：72.50円，3mg錠：91.20円

販売開始 1mg錠：2012年4月，2mg錠：2012年4月，3mg錠：2012年4月

大きさ（長径/短径/厚さ/重さ）

【1mg錠】6.45mm/6.45mm/3.2mm/104.5mg　　　【3mg錠】6.45mm/6.45mm/3.2mm/104.5mg

【実物大】　　　　　【実物大】

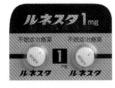

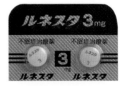

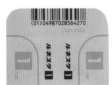

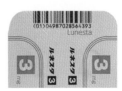

識別コード：E311　　　　　　　　　　　識別コード：E313

【2mg錠】6.45mm/6.45mm/3.2mm/104.5mg

【実物大】

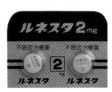

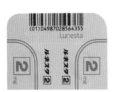

識別コード：E312

エスゾピクロン錠「DSEP」

（エスゾピクロン）

製造販売元／第一三共エスファ株式会社

薬価　1mg錠：17.00円，2mg錠：27.00円，3mg錠：35.40円

販売開始　1mg錠：2021年6月，2mg錠：2021年6月，3mg錠：2021年6月

大きさ（長径/短径/厚さ/重さ）

【1mg錠】6.1mm/6.1mm/2.8mm/104.5mg 　　　【3mg錠】6.1mm/6.1mm/2.8mm/104.5mg

 【実物大】　　　　　　　　　　　　 【実物大】

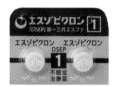
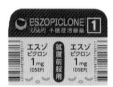
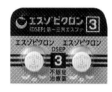
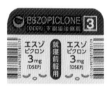

識別コード：エスゾピクロン 1 DSEP　　　　識別コード：エスゾピクロン 3 DSEP

【2mg錠】6.1mm/6.1mm/2.8mm/104.5mg

 【実物大】

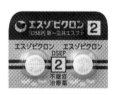
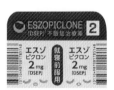

識別コード：エスゾピクロン 2 DSEP

先発品 ジェネリック エスゾピクロン錠「KMP」

（エスゾピクロン）

製造販売元／共創未来ファーマ株式会社

薬価 1mg錠：17.00円，2mg錠：27.00円，3mg錠：35.40円

販売開始 1mg錠：2021年6月，2mg錠：2021年6月，3mg錠：2021年6月

大きさ（長径/短径/厚さ/重さ）

【1mg錠】6.5mm/6.5mm/3.2mm/105mg

 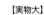 【実物大】

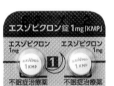

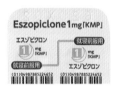

識別コード：エスゾピクロン 1 KMP

【3mg錠】6.5mm/6.5mm/3.2mm/105mg

  【実物大】

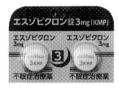

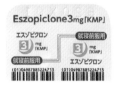

識別コード：エスゾピクロン 3 KMP

【2mg錠】6.5mm/6.5mm/3.2mm/105mg

  【実物大】

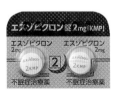

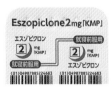

識別コード：エスゾピクロン 2 KMP

ジェネリック
エスゾピクロン錠「NPI」

（エスゾピクロン）

製造販売元／日本薬品工業株式会社　販売元／株式会社フェルゼンファーマ

薬価　1mg錠：17.00円，2mg錠：27.00円，3mg錠：35.40円

販売開始　1mg錠：2021年6月，2mg錠：2021年6月，3mg錠：2021年6月

大きさ（長径/短径/厚さ/重さ）

【1mg錠】6.44mm/6.44mm/3.1mm/104.5mg　　　【3mg錠】6.44mm/6.44mm/3.1mm/104.5mg

【実物大】　　　　　　　【実物大】

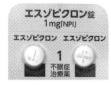

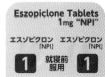

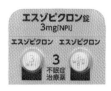

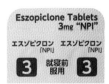

識別コード：エスゾピクロン 1/1 NPI　　　識別コード：エスゾピクロン 3/3 NPI

【2mg錠】6.44mm/6.44mm/3.1mm/104.5mg

【実物大】

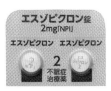

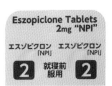

識別コード：エスゾピクロン 2/2 NPI

エスゾピクロン錠「TCK」

先発局 ジェネリック

（エスゾピクロン）

製造販売元／辰巳化学株式会社

薬価 1mg錠：17.00円，2mg錠：27.00円，3mg錠：35.40円

販売開始 1mg錠：2021年6月，2mg錠：2021年6月，3mg錠：2021年6月

大きさ（長径/短径/厚さ/重さ）

【1mg錠】6.6mm/6.6mm/3.2mm/105mg

 【実物大】

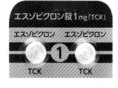

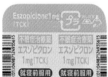

識別コード：エスゾピクロン 1 TCK

【3mg錠】6.6mm/6.6mm/3.2mm/105mg

 【実物大】

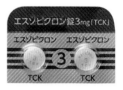

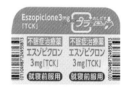

識別コード：エスゾピクロン 3 TCK

【2mg錠】6.6mm/6.6mm/3.2mm/105mg

 【実物大】

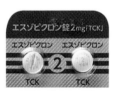

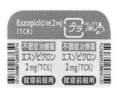

識別コード：エスゾピクロン 2 TCK

ジェネリック

エスゾピクロン錠「YD」

（エスゾピクロン）

製造販売元／株式会社陽進堂

薬価 1mg錠：17.00円，2mg錠：27.00円，3mg錠：35.40円

販売開始 1mg錠：2021年6月，2mg錠：2021年6月，3mg錠：2021年6月

大きさ（長径/短径/厚さ/重さ）

【1mg錠】6.1mm/6.1mm/2.8mm/104.5mg　　　　【3mg錠】6.1mm/6.1mm/2.8mm/104.5mg

  【実物大】　　　　 【実物大】

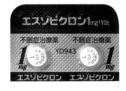

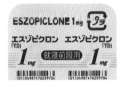

識別コード：YD943

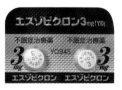

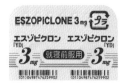

識別コード：YD945

【2mg錠】6.1mm/6.1mm/2.8mm/104.5mg

  【実物大】

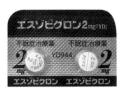

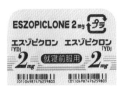

識別コード：YD944

(先発品) (ジェネリック) エスゾピクロン錠「アメル」

（エスゾピクロン）

製造販売元／共和薬品工業株式会社

薬価　1mg錠：17.00円，2mg錠：27.00円，3mg錠：35.40円

販売開始　1mg錠：2021年6月，2mg錠：2021年6月，3mg錠：2021年6月

大きさ（長径/短径/厚さ/重さ）

【1mg錠】6.4mm/6.4mm/3.1mm/104.5mg　　【3mg錠】6.4mm/6.4mm/3.1mm/104.5mg

 【実物大】　　　　 【実物大】

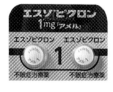
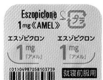
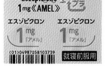

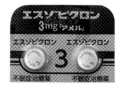
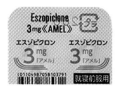

識別コード：エスゾピクロン アメル1　　　識別コード：エスゾピクロン アメル3

【2mg錠】6.4mm/6.4mm/3.1mm/104.5mg

 【実物大】

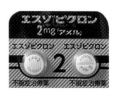
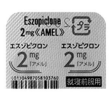

識別コード：エスゾピクロン アメル2

後発品 ジェネリック エスゾピクロン錠「杏林」

（エスゾピクロン）

製造販売元／キョーリンリメディオ株式会社

薬価 1mg錠：17.00円，2mg錠：27.00円，3mg錠：35.40円

販売開始 1mg錠：2021年6月，2mg錠：2021年6月，3mg錠：2021年6月

大きさ（長径/短径/厚さ/重さ）

【1mg錠】6.6mm/6.6mm/3.2mm/105mg　　　　　【3mg錠】6.6mm/6.6mm/3.2mm/105mg

【実物大】　　　　　　【実物大】

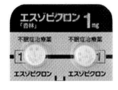

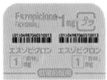

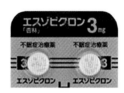

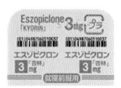

識別コード：エスゾピクロン 1 杏林　　　　　　識別コード：エスゾピクロン 3 杏林

【2mg錠】6.6mm/6.6mm/3.2mm/105mg

【実物大】

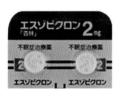

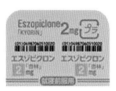

識別コード：エスゾピクロン 2 杏林

短発品 ジェネリック エスゾピクロン錠「ケミファ」

（エスゾピクロン）

製造販売元／日本ケミファ株式会社

薬価 1mg錠：17.00円，2mg錠：27.00円，3mg錠：35.40円

販売開始 1mg錠：2021年6月，2mg錠：2021年6月，3mg錠：2021年6月

大きさ（長径/短径/厚さ/重さ）

【1mg錠】6.44mm/6.44mm/3.1mm/104.5mg

【実物大】

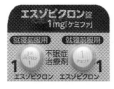

識別コード：エスゾピクロン 1/1 ケミファ

【3mg錠】6.44mm/6.44mm/3.1mm/104.5mg

【実物大】

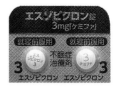

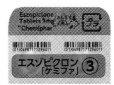

識別コード：エスゾピクロン 3/3 ケミファ

【2mg錠】6.44mm/6.44mm/3.1mm/104.5mg

【実物大】

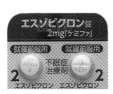

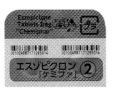

識別コード：エスゾピクロン 2/2 ケミファ

ジェネリック エスゾピクロン錠「サワイ」

（エスゾピクロン）

製造販売元／沢井製薬株式会社

薬価 1mg錠：17.00円，2mg錠：27.00円，3mg錠：35.40円

販売開始 1mg錠：2021年6月，2mg錠：2021年6月，3mg錠：2021年6月

大きさ（長径/短径/厚さ/重さ）

【1mg錠】6.5mm/6.5mm/3.2mm/105mg　　　　【3mg錠】6.5mm/6.5mm/3.2mm/105mg

 【実物大】　　　　 【実物大】

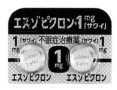

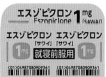

識別コード：エスゾピクロン 1 サワイ

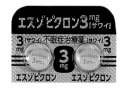

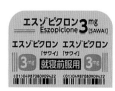

識別コード：エスゾピクロン 3 サワイ

【2mg錠】6.5mm/6.5mm/3.2mm/105mg

  【実物大】

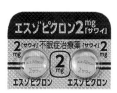

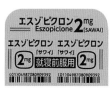

識別コード：エスゾピクロン 2 サワイ

後発品 ジェネリック エスゾピクロン錠「トーワ」

（エスゾピクロン）

製造販売元／東和薬品株式会社

薬価 1mg錠：17.00円，2mg錠：27.00円，3mg錠：35.40円

販売開始 1mg錠：2021年6月，2mg錠：2021年6月，3mg錠：2021年6月

大きさ（長径/短径/厚さ/重さ）

【1mg錠】6.1mm/6.1mm/2.8mm/104.5mg

 【実物大】

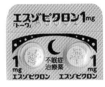

識別コード：1 エスゾピクロン トーワ

【3mg錠】6.1mm/6.1mm/2.8mm/104.5mg

 【実物大】

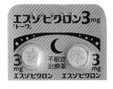

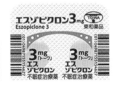

識別コード：3 エスゾピクロン トーワ

【2mg錠】6.1mm/6.1mm/2.8mm/104.5mg

  【実物大】

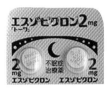

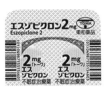

識別コード：エスゾピ 2/2 エスゾピクロン
トーワ

ジェネリック エスゾピクロン錠「日新」

（エスゾピクロン）

製造販売元／日新製薬株式会社

薬価 1mg錠：17.00円，2mg錠：27.00円，3mg錠：35.40円

販売開始 1mg錠：2021年6月，2mg錠：2021年6月，3mg錠：2021年6月

大きさ（長径/短径/厚さ/重さ）

【1mg錠】6.1mm/6.1mm/2.8mm/104.5mg

【実物大】

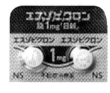

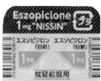

識別表示：エスゾピクロン 1 NS

【3mg錠】6.1mm/6.1mm/2.8mm/104.5mg

【実物大】

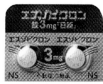

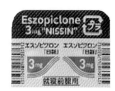

識別表示：エスゾピクロン 3 NS

【2mg錠】6.1mm/6.1mm/2.8mm/104.5mg

【実物大】

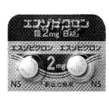

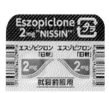

識別表示：エスゾピクロン/エスゾピクロン
　　　　　　2 NS

(先発品)(ジェネリック) エスゾピクロン錠「ニプロ」

（エスゾピクロン）

製造販売元／ニプロ株式会社

薬価　1mg錠：17.00円，2mg錠：27.00円，3mg錠：35.40円

販売開始　1mg錠：2021年6月，2mg錠：2021年6月，3mg錠：2021年6月

大きさ（長径/短径/厚さ/重さ）

【1mg錠】6.6mm/6.6mm/3.2mm/104.5mg　　【3mg錠】6.6mm/6.6mm/3.2mm/104.5mg

【実物大】　　　　【実物大】

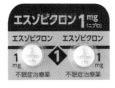

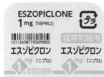

識別コード：1 エスゾピクロン ニプロ

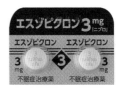

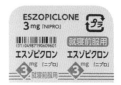

識別コード：3 エスゾピクロン ニプロ

【2mg錠】6.6mm/6.6mm/3.2mm/104.5mg

【実物大】

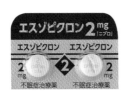

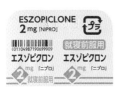

識別コード：2 エスゾピクロン ニプロ

ジェネリック エスゾピクロン錠「明治」

（エスゾピクロン）

製造販売元／Meiji Seikaファルマ株式会社

薬価 1mg錠：17.00円
2mg錠：27.00円
3mg錠：35.40円

販売開始 1mg錠：2021年6月
2mg錠：2021年6月
3mg錠：2021年6月

大きさ（長径/短径/厚さ/重さ）
【1mg錠】6.1mm/6.1mm/2.7mm/104.5mg

【実物大の参考図】

識別コード：エスゾピクロン 1 明治

【2mg錠】6.1mm/6.1mm/2.8mm/104.5mg

【実物大の参考図】

識別コード：エスゾピクロン/エスゾピクロン 2 明治

【3mg錠】6.1mm/6.1mm/2.8mm/104.5mg

【実物大の参考図】

識別コード：エスゾピクロン 3 明治

先発品 ジェネリック エバミール錠
（ロルメタゼパム）

製造販売元／バイエル薬品株式会社

薬価 1mg錠：17.00円

販売開始 1mg錠：1990年8月

大きさ（長径/短径/厚さ/重さ）
【1mg錠】7.0mm/7.0mm/2.4mm/120mg

  【実物大】

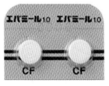

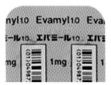

識別コード：CF

先発品 ジェネリック ロラメット錠
（ロルメタゼパム）

製造販売元／あすか製薬株式会社

薬価 1mg錠：17.80円

販売開始 1mg錠：1990年8月

大きさ（長径/短径/厚さ/重さ）
【1mg錠】6.5mm/6.5mm/3.3mm/120mg

  【実物大】

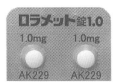

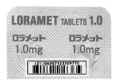

識別コード：AK229

先発品 ジェネリック ハルシオン錠

（トリアゾラム）

製造販売元／ファイザー株式会社

薬価 0.125mg錠：7.80円
0.25mg錠：11.70円

販売開始 0.125mg錠：1990年7月
0.25mg錠：1983年4月

大きさ（長径/短径/厚さ/重さ）

【0.125mg錠】7.9mm/5.7mm/2.2mm/100mg

【実物大の参考図】

識別コード：UPJOHN10

【0.25mg錠】7.9mm/5.7mm/2.0mm/100mg

【実物大の参考図】

識別コード：UPJOHN17

先発品 ジェネリック トリアゾラム錠「CH」

（トリアゾラム）

製造販売元／長生堂製薬株式会社
販売元／日本ジェネリック株式会社

薬価 0.125mg錠：5.70円
0.25mg錠：5.90円

販売開始 0.125mg錠：2011年11月
0.25mg錠：1992年7月

大きさ（長径/短径/厚さ/重さ）

【0.125mg錠】7.9mm/5.6mm/2.1mm/100mg

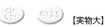【実物大】

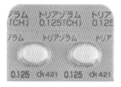

識別コード：cH421

【0.25mg錠】7.0mm/5.0mm/2.3mm/82mg

【実物大】

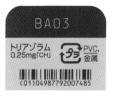

識別コード：cH422

トリアゾラム錠 「EMEC」

（トリアゾラム）

製造販売元／サンノーバ株式会社
発売元／エルメッド株式会社
販売元／日医工株式会社

薬価 0.125mg錠：5.70円
　　　0.25mg錠：5.90円

販売開始 0.125mg錠：1997年7月
　　　　　0.25mg錠：2011年11月

大きさ（長径/短径/厚さ/重さ）

【0.125mg錠】9.5mm/9.5mm/4.0mm/280mg

【実物大の参考図】

識別コード：EE01

【0.25mg錠】9.5mm/9.5mm/4.0mm/280mg

【実物大の参考図】

識別コード：EE26

トリアゾラム錠 「FY」

（トリアゾラム）

製造販売元／株式会社富士薬品
発売元／共和薬品工業株式会社

薬価 0.125mg錠：5.70円
　　　0.25mg錠：5.90円

販売開始 0.125mg錠：1992年10月
　　　　　0.25mg錠：1992年10月

大きさ（長径/短径/厚さ/重さ）

【0.125mg錠】8.0mm/5.6mm/2.2mm/100mg

  【実物大】

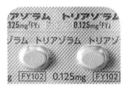

識別コード：FY102

【0.25mg錠】8.0mm/5.6mm/2.2mm/100mg

  【実物大】

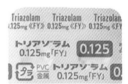

識別コード：FY103

ジェネリック トリアゾラム錠「JG」

（トリアゾラム）

製造販売元／大興製薬株式会社
販売元／日本ジェネリック株式会社

薬価　0.125mg錠：5.70円
　　　0.25mg錠：5.90円

販売開始　0.125mg錠：2010年11月
　　　　　0.25mg錠：2010年11月

大きさ（長径/短径/厚さ/重さ）

【0.125mg錠】8.0mm/8.0mm/2.9mm/180mg

【実物大】

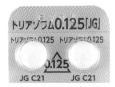

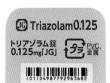

識別コード：JG C21

【0.25mg錠】6.5mm/6.5mm/2.1mm/90mg

【実物大】

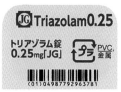

識別コード：JG C22

ジェネリック トリアゾラム錠「KN」

（トリアゾラム）

製造販売元／小林化工株式会社

薬価　0.125mg錠：5.70円
　　　0.25mg錠：5.90円

販売開始　0.125mg錠：2011年11月
　　　　　0.25mg錠：1992年7月

大きさ（長径/短径/厚さ/重さ）

【0.125mg錠】6.1mm/6.1mm/2.3mm/80mg

【実物大】

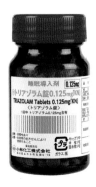

識別コード：KN334

【0.25mg錠】8.1mm/8.1mm/2.6mm/160mg

【実物大】

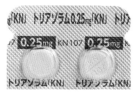

識別コード：KN107

トリアゾラム錠「TCK」

（トリアゾラム）

製造販売元／辰巳化学株式会社

薬価 0.125mg錠：5.70円
　　 0.25mg錠：5.90円

販売開始 0.125mg錠：2011年11月
　　　　 0.25mg錠：1992年7月

大きさ（長径/短径/厚さ/重さ）

【0.125mg錠】7.9mm/5.7mm/2.1mm/100mg

  【実物大】

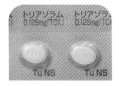

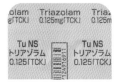

識別コード：Tu-NS

【0.25mg錠】7.9mm/5.7mm/2.2mm/100mg

  【実物大】

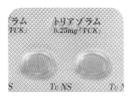

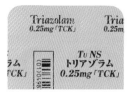

識別コード：Tu-NS

トリアゾラム錠「テバ」

（トリアゾラム）

製造販売元／武田テバファーマ株式会社
販売／武田薬品工業株式会社
（資産移管　日医工株式会社）

薬価 0.125mg錠：5.70円
　　 0.25mg錠：5.90円

販売開始 0.125mg錠：2005年7月
　　　　 0.25mg錠：1992年7月

大きさ（長径/短径/厚さ/重さ）

【0.125mg錠】8.0mm/8.0mm/2.9mm/180mg

 【実物大の参考図】

識別コード：t17

【0.25mg錠】6.5mm/6.5mm/2.1mm/90mg

 【実物大の参考図】

識別コード：t16

先発品 ジェネリック トリアゾラム錠「日医工」

（トリアゾラム）

製造販売元／日医工株式会社

薬価　0.125mg錠：5.70円
　　　0.25mg錠：5.90円

販売開始　0.125mg錠：2013年6月
　　　　　0.25mg錠：2013年6月

大きさ（長径/短径/厚さ/重さ）

【0.125mg錠】7.9mm/4.1mm/2.6mm/100mg

【実物大の参考図】

識別コード：n710

【0.25mg錠】7.9mm/4.1mm/2.6mm/100mg

【実物大の参考図】

識別コード：n711

先発品 ジェネリック トリアゾラム錠「日新」

（トリアゾラム）

製造販売元／日新製薬株式会社

薬価　0.125mg錠：5.70円
　　　0.25mg錠：5.90円

販売開始　0.125mg錠：2015年6月
　　　　　0.25mg錠：2015年6月

大きさ（長径/短径/厚さ/重さ）

【0.125mg錠】7.9mm/5.7mm/2.1mm/100mg

  【実物大】

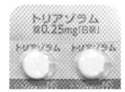

識別コード：NS 173

【0.25mg錠】7.0mm/7.0mm/2.0mm/100mg

  【実物大】

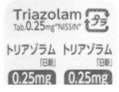

識別コード：NS 112

(先発品 ジェネリック) リスミー錠

（リルマザホン塩酸塩水和物）

製造販売元／共和薬品工業株式会社

薬価　1mg錠：14.50円
　　　2mg錠：23.30円

販売開始　1mg錠：1989年6月
　　　　　2mg錠：1989年6月

大きさ（長径/短径/厚さ/重さ）

【1mg錠】7.0mm/7.0mm/2.4mm/120mg

【実物大】

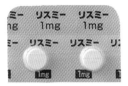

識別コード：リスミー1/1

【2mg錠】7.0mm/7.0mm/2.4mm/120mg

【実物大】

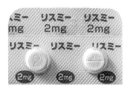

識別コード：リスミー2/2

(先発品 ジェネリック) リルマザホン塩酸塩錠「MEEK」

（リルマザホン塩酸塩水和物）

製造販売元／小林化工株式会社

薬価　1mg錠：8.60円
　　　2mg錠：13.70円

販売開始　1mg錠：2004年7月
　　　　　2mg錠：2004年7月

大きさ（長径/短径/厚さ/重さ）

【1mg錠】7.1mm/7.1mm/2.5mm/120mg

【実物大】

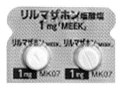

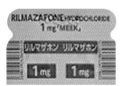

識別コード：MK07/1

【2mg錠】7.1mm/7.1mm/2.5mm/120mg

【実物大】

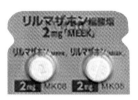

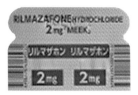

識別コード：MK08/2

先発品 レンドルミン錠

（ブロチゾラム）

製造販売元／日本ベーリンガーインゲルハイム株式会社

薬価 0.25mg錠：19.30円

販売開始 0.25mg錠：1988年9月

大きさ（長径/短径/厚さ/重さ）
【0.25mg錠】8.0mm/8.0mm/2.5mm/150mg

【実物大】

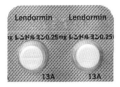

識別コード：⬒13A

先発品 レンドルミンD錠

（ブロチゾラム）

製造販売元／日本ベーリンガーインゲルハイム株式会社

薬価 0.25mg錠：19.30円

販売開始 0.25mg錠：2002年7月

大きさ（長径/短径/厚さ/重さ）
【0.25mg錠】8.0mm/8.0mm/2.7mm/170mg

【実物大】

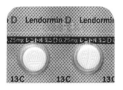

識別コード：⬒13C

ブロチゾラム錠「AFP」

先発品 ジェネリック

（ブロチゾラム）

製造販売元／アルフレッサ ファーマ株式会社

薬価 0.25mg錠：10.10円

販売開始 0.25mg錠：1998年7月

大きさ（長径/短径/厚さ/重さ）
【0.25mg錠】8.0mm/8.0mm/2.3mm/150mg

【実物大】

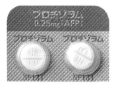

識別コード：NF 131

ブロチゾラム錠「CH」

先発品 ジェネリック

（ブロチゾラム）

製造販売元／長生堂製薬株式会社
販売元／日本ジェネリック株式会社

薬価 0.25mg錠：10.10円

販売開始 0.25mg錠：1999年4月

大きさ（長径/短径/厚さ/重さ）
【0.25mg錠】8.0mm/8.0mm/2.4mm/150mg

【実物大】

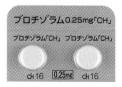

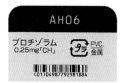

識別コード：CH16

先発品 ジェネリック ブロチゾラム OD錠「JG」

（ブロチゾラム）

製造販売元／大興製薬株式会社
販売元／日本ジェネリック株式会社

薬価 0.25mg錠：10.10円

販売開始 0.25mg錠：2010年11月

大きさ（長径/短径/厚さ/重さ）
【0.25mg錠】8.0mm/8.0mm/2.9mm/180mg

【実物大】

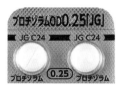

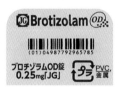

識別コード：JG C24

先発品 ジェネリック ブロチゾラム錠「YD」

（ブロチゾラム）

製造販売元／株式会社陽進堂

薬価 0.25mg錠：10.10円

販売開始 0.25mg錠：2005年7月

大きさ（長径/短径/厚さ/重さ）
【0.25mg錠】8.0mm/8.0mm/2.4mm/150mg

【実物大】

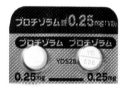

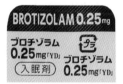

識別コード：YD528

ブロチゾラム錠「アメル」

（ブロチゾラム）

製造販売元／共和薬品工業株式会社

薬価 0.25mg錠：10.10円

販売開始 0.25mg錠：2013年8月

大きさ（長径/短径/厚さ/重さ）
【0.25mg錠】6.0mm/6.0mm/2.1mm/80mg

【実物大】

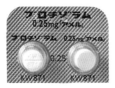

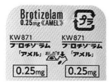

識別コード：KW871

ブロチゾラムOD錠「アメル」

（ブロチゾラム）

製造販売元／共和薬品工業株式会社

薬価 0.25mg錠：10.10円

販売開始 0.25mg錠：2013年12月

大きさ（長径/短径/厚さ/重さ）
【0.25mg錠】7.0mm/7.0mm/2.4mm/120mg

【実物大】

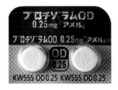

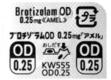

識別コード：KW555/OD0.25

ジェネリック ブロチゾラム錠「オーハラ」

（ブロチゾラム）

製造販売元／大原薬品工業株式会社

薬価 0.25mg錠：10.10円

販売開始 0.25mg錠：1998年7月

大きさ（長径/短径/厚さ/重さ）
【0.25mg錠】8.0mm/8.0mm/2.3mm/150mg

  【実物大】

識別コード：OH-54

ジェネリック ブロチゾラム錠「トーワ」

（ブロチゾラム）

製造販売元／東和薬品株式会社

薬価 0.25mg錠：10.10円

販売開始 0.25mg錠：1998年7月

大きさ（長径/短径/厚さ/重さ）
【0.25mg錠】8.0mm/8.0mm/2.4mm/150mg

  【実物大】

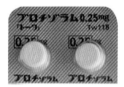

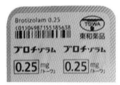

識別コード：Tw118

63

先発品 ジェネリック ブロチゾラム錠「サワイ」

（ブロチゾラム）

製造販売元／沢井製薬株式会社

薬価 0.25mg錠：10.10円

販売開始 0.25mg錠：1998年7月

大きさ（長径/短径/厚さ/重さ）

【0.25mg錠】8.0mm/8.0mm/2.8mm/175mg

【実物大】

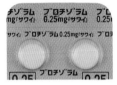

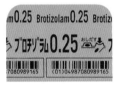

識別コード：SW 733

先発品 ジェネリック ブロチゾラムOD錠「サワイ」

（ブロチゾラム）

製造販売元／沢井製薬株式会社

薬価 0.25mg錠：10.10円

販売開始 0.25mg錠：2009年5月

大きさ（長径/短径/厚さ/重さ）

【0.25mg錠】8.0mm/8.0mm/2.8mm/170mg

【実物大】

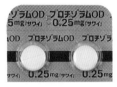

識別コード：SW LND

ブロチゾラム錠「テバ」

（ブロチゾラム）

製造販売元／武田テバファーマ株式会社

薬価 0.25mg錠：10.10円

販売開始 0.25mg錠：1998年7月

大きさ（長径/短径/厚さ/重さ）
【0.25mg錠】8.0mm/8.0mm/2.4mm/160mg

【実物大】

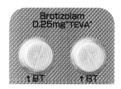

識別コード：t BT

ブロチゾラム OD錠「テバ」

（ブロチゾラム）

製造販売元／武田テバファーマ株式会社

薬価 0.25mg錠：10.10円

販売開始 0.25mg錠：2005年7月

大きさ（長径/短径/厚さ/重さ）
【0.25mg錠】8.0mm/8.0mm/2.9mm/180mg

【実物大】

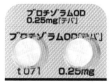

識別コード：t 071

先発品 ジェネリック
ブロチゾラム錠「EMEC」

（ブロチゾラム）

製造販売元／サンノーバ株式会社
発売元／エルメッド株式会社
販売元／日医工株式会社

薬価 0.25mg錠：10.10円

販売開始 0.25mg錠：2002年7月

大きさ（長径/短径/厚さ/重さ）
【0.25mg錠】8.0mm/8.0mm/3.2mm/165mg

【実物大の参考図】

識別コード：EE13

先発品 ジェネリック
ブロチゾラム錠「日医工」

（ブロチゾラム）

製造販売元／日医工株式会社

薬価 0.25mg錠：10.10円

販売開始 0.25mg錠：2013年6月

大きさ（長径/短径/厚さ/重さ）
【0.25mg錠】7.0mm/7.0mm/2.5mm/120mg

【実物大の参考図】

識別コード：n693

ジェネリック ブロチゾラム錠「日新」

（ブロチゾラム）

製造販売元／日新製薬株式会社

薬価 0.25mg錠：10.10円

販売開始 0.25mg錠：2014年8月

大きさ（長径/短径/厚さ/重さ）

【0.25mg錠】10.0mm/6.5mm/2.8mm/170mg

【実物大】

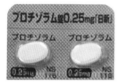

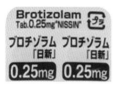

識別コード：NS 116

ジェネリック ブロチゾラム錠「ヨシトミ」

（ブロチゾラム）

製造販売元／田辺三菱製薬株式会社

薬価 0.25mg錠：10.10円

販売開始 0.25mg錠：1998年7月

大きさ（長径/短径/厚さ/重さ）

【0.25mg錠】8.0mm/8.0mm/2.4mm/150mg

【実物大】

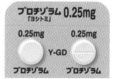

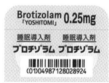

識別コード：Y-GD

b. オレキシン受容体拮抗薬

商品名：ベルソムラ、デエビゴ

●どのように薬が効くか？

　目が覚めている状態（覚醒状態）を保つために、オレキシンという物質が脳の覚醒系の働きを強めています。不眠症の患者さんでは夜間にもオレキシンが過剰に分泌されており、脳の働きが活発化しているのではないかと考えられています。

　オレキシン受容体拮抗薬はオレキシンの働きをやわらげて眠りにつきやすい状態へと導きます。

●どんな症状に有効か？

　寝つきが悪い入眠障害の治療に多く使われます。

　ベンゾジアゼピン系薬に比べて、ふらつきや転倒、睡眠時無呼吸といった副作用が少ないと考えられます。

●こんな時にはどうする？

　就寝前に薬を飲んだら、そのまま布団に入って寝るようにしてください。

　食べ物と一緒に摂取すると薬の効果が下がる恐れがあるため、食事の時刻と薬を飲む時刻をずらすようにします。

先発品 ジェネリック ベルソムラ錠

（スボレキサント）

製造販売元／MSD株式会社

薬価 10mg錠：69.30円，15mg錠：90.80円，20mg錠：109.90円

販売開始 10mg錠：2016年12月，15mg錠：2014年11月，20mg錠：2014年11月

大きさ（長径/短径/厚さ/重さ）

【10mg錠】6.4mm/6.4mm/4.1mm/130.6mg　　　【20mg錠】7.9mm/7.9mm/4.9mm/258.8mg

【実物大】　　　　【実物大】

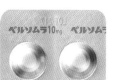

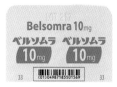

識別コード：33

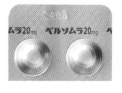

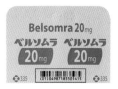

識別コード：❀335

【15mg錠】10.3mm/5.6mm/4.0mm/195.5mg

【実物大】

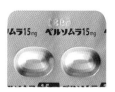

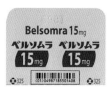

識別コード：❀325

先発品 ジェネリック デエビゴ錠

（レンボレキサント）

製造販売元／エーザイ株式会社

薬価　2.5mg錠：57.30円，5mg錠：90.80円，10mg錠：136.20円

販売開始　2.5mg錠：2020年7月，5mg錠：2020年7月，10mg錠：2020年7月

大きさ（長径/短径/厚さ/重さ）

【2.5mg錠】7.1mm/7.1mm/3.3mm/127mg　　　【10mg錠】7.1mm/7.1mm/3.3mm/127mg

【実物大】　　　【実物大】

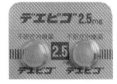

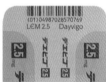

識別コード：LEM2.5

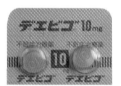

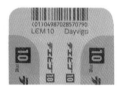

識別コード：LEM10

【5mg錠】7.1mm/7.1mm/3.3mm/127mg

【実物大】

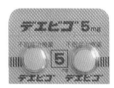

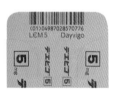

識別コード：LEM5

C. メラトニン受容体作動薬

商品名：ロゼレム、メラトベル顆粒小児用

●どのように薬が効くか？

　朝、光を浴びて14〜16時間経つと（つまり就寝の2時間ほど前になると）、体内時計のリズムによって脳の松果体という部分からメラトニンという物質が分泌されます。メラトニンは脳や身体のリラックスに関わる副交感神経の働きを強め、寝つきやすい状態にします。

　メラトニン受容体作動薬はメラトニンの働きを補い、体内時計の時刻合わせを助けて自然な睡眠のリズムを整えます。

●どんな症状に有効か？

　自然な睡眠リズムを整えるため、中途覚醒、早朝覚醒、熟眠障害などの症状を改善するために使われることが多いです。

　不眠症だけでなく、概日リズム睡眠・覚醒障害の治療に使われることもあります。その場合は不眠症の治療よりも少ない用量が処方されます。

●こんな時にはどうする？

　就寝前に服用します。食べ物と一緒に摂取すると薬の効果が下がる恐れがあるため、食事の時刻と薬を飲む時刻をずらすようにします。

先発品 ジェネリック ロゼレム錠

（ラメルテオン）

製造販売元／武田薬品工業株式会社

....

薬価 8mg錠：86.20円

販売開始 8mg錠：2010年7月

大きさ（長径/短径/厚さ/重さ）
【8mg錠】7.1mm/7.1mm/3.6mm/135mg

  【実物大】

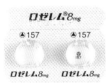

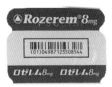

識別コード：△157

先発品 ジェネリック メラトベル顆粒 小児用

（メラトニン）

製造販売元／ノーベルファーマ株式会社

....

薬価 0.2%1g：207.80円

販売開始 0.2%：2020年6月

【0.2%】白色の顆粒

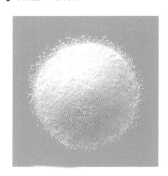

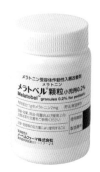

メラトニン受容体作動薬

d. その他

●抑肝散

　不眠症の治療に漢方薬の抑肝散が使われることがあります。抑肝散はレム睡眠行動障害の治療に使われる場合もあり得ます。

●芍薬甘草湯

　夜間のこむら返りなどが原因で睡眠が妨げられる場合に芍薬甘草湯が使われることがあります。

●服用方法をどうする？

　一般に漢方薬は体質改善のために長期間服用するとされていますが、レム睡眠行動障害や夜間こむら返りに対しては、入床前に服用するとすぐに効果が現れます。

オースギ抑肝散料エキスTG

（抑肝散エキス）

製造販売元／大杉製薬株式会社

薬価 1g：8.10円

販売開始 1987年10月

【2.5g】淡褐色の顆粒

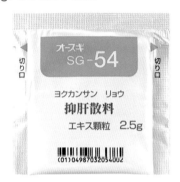

識別コード：SG-54

ツムラ抑肝散エキス顆粒（医療用）

（抑肝散エキス）

製造販売元／株式会社ツムラ

薬価 1g：10.90円

販売開始 1986年10月

【2.5g】淡灰褐色の顆粒

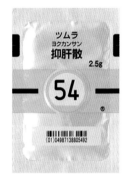

識別コード：ツムラ／54

その他

ツムラ抑肝散加陳皮半夏エキス顆粒（医療用）

（抑肝散加陳皮半夏エキス）

製造販売元／株式会社ツムラ

薬価 1g：14.80円

販売開始 1986年10月

【2.5g】淡灰褐色の顆粒

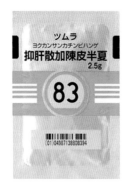

識別コード：ツムラ／83

コタロー抑肝散加陳皮半夏エキス細粒

（抑肝散加陳皮半夏エキス）

製造販売元／小太郎漢方製薬株式会社

薬価 1g：9.70円

販売開始 1986年10月

【3.0g】黄褐色〜褐色の顆粒

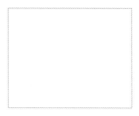

【長方形の包装】

識別コード：N83

クラシエ抑肝散加陳皮半夏エキス細粒

（抑肝散加陳皮半夏エキス）

製造販売元／大峰堂薬品工業株式会社
発売元／クラシエ薬品株式会社

．．

薬価 1g：13.70円

販売開始 1987年11月

【3.75g】淡褐色～褐色の細粒

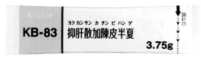

1日用量 7.5g（3.75g×2回）

識別コード：KB-83

【2.5g】淡褐色～褐色の細粒

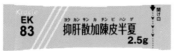

1日用量 7.5g（2.5g×3回）

識別コード：EK-83

〔東洋〕芍薬甘草湯エキス細粒

（芍薬甘草湯エキス）

製造販売元／株式会社東洋薬行

．．

薬価 1g：9.50円

販売開始 1986年12月

【1.5g】褐色の細粒

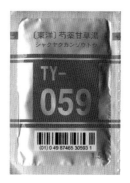

識別コード：TY-059

その他

先発品 ジェネリック クラシエ芍薬甘草湯エキス細粒

（芍薬甘草湯エキス）

製造販売元／クラシエ製薬株式会社

薬価 1g：8.10円

販売開始 1986年10月

【3.0g】淡褐色の細粒

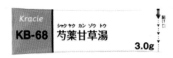

1日用量　6.0g（3.0g×2回）

識別コード：KB-68

【2.0g】淡褐色の細粒

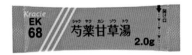

1日用量　6.0g（2.0g×3回）

識別コード：EK-68

先発品 ジェネリック コタロー芍薬甘草湯エキス細粒

（芍薬甘草湯エキス）

製造販売元／小太郎漢方製薬株式会社

薬価 1g：6.90円

販売開始 1986年10月

【2.0g】茶褐色～黄褐色の細粒

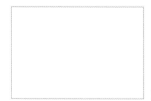

【長方形の包装】

識別コード：N68

ジュンコウ芍薬甘草湯FCエキス細粒医療用

（芍薬甘草湯エキス）

製造販売元／康和薬通有限会社
発売元／大杉製薬株式会社

薬価 1g：11.40円

販売開始 1986年10月

【1.5g】褐色の細粒

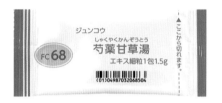

識別コード．FC68

ツムラ芍薬甘草湯エキス顆粒（医療用）

（芍薬甘草湯エキス）

製造販売元／株式会社ツムラ

薬価 1g：7.00円

販売開始 1986年10月

【2.5g】淡灰褐色の顆粒

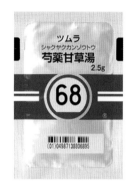

識別コード：ツムラ／68

テイコク芍薬甘草湯エキス顆粒

（芍薬甘草湯エキス）

製造販売元／帝國漢方製薬株式会社

薬価 1g：5.30円

販売開始 1988年7月

【2.5g】淡褐色の顆粒

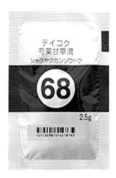

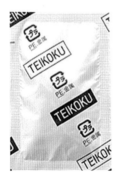

識別コード：TEIKOKU　68

本草芍薬甘草湯エキス顆粒－M

（芍薬甘草湯エキス）

製造販売元／本草製薬株式会社

薬価 1g：5.30円

販売開始 1986年10月

【2.5g】淡黄褐色の顆粒

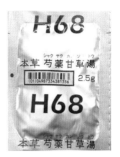

識別コード：H68

その他の睡眠障害の薬

レストレスレッグス症候群
(むずむず脚症候群、下肢静止不能症候群) の薬

商品名：ビ・シフロール、プラミペキソール塩酸塩、ニュープロパッチ、レグナイト

●どのように薬が効くか？

　「むずむず」「ビリビリ」といった脚の不快な感覚にはドパミンという神経伝達物質の不調が関わると考えられています。レストレスレッグス症候群にはドパミンアゴニストという分類の薬が主に使われ、これらはドパミン神経系の不調を改善するとみられています。ドパミンアゴニストとは異なり、異常感覚の伝達を抑えると考えられているレグナイトという薬が使われることもあります。

●どんな症状に有効か？

　脚の不快な感覚をやわらげて寝つきやすくします。

　一部のドパミンアゴニストはレム睡眠行動障害の治療に使われることもあり得ます。

●こんな時にはどうする？

　飲み薬の作用は朝には切れてしまいます。日中にも症状がある方では、1日貼り続ける貼り薬（ニュープロパッチ）を使用します。症状のあるふくらはぎ、足背などに貼る方がいますが、鎮痛消炎剤の湿布のように患部に直接効く薬ではなく、血流に乗って脳、脊髄、末梢神経に広く効く薬ですので、吸収のよい場所（胸、お腹、太ももなど）に貼ってください。

先発品 ビ・シフロール錠

（プラミペキソール塩酸塩水和物）

製造販売元／日本ベーリンガーインゲルハイム
株式会社

薬価 0.125mg錠：35.30円
　　 0.5mg錠：119.80円

販売開始 0.125mg錠：2004年1月
　　　　 0.5mg錠：2004年1月

大きさ（長径/短径/厚さ/重さ）

【0.125mg錠】6.0mm/6.0mm/2.5mm/85mg

  【実物大】

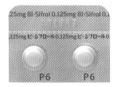

識別コード：⚖ P6

【0.5mg錠】10.6mm/7.6mm/2.9mm/210mg

  【実物大】

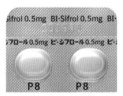

識別コード：⚖ P8

ジェネリック プラミペキソール
塩酸塩錠「AA」

（プラミペキソール塩酸塩水和物）

製造販売元／あすか製薬株式会社

薬価 0.125mg錠：12.70円
　　 0.5mg錠：45.00円

販売開始 0.125mg錠：2013年6月
　　　　 0.5mg錠：2013年6月

大きさ（長径/短径/厚さ/重さ）

【0.125mg錠】6.0mm/6.0mm/2.5mm/85mg

  【実物大】

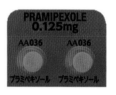

識別コード：AA036

【0.5mg錠】7.0mm/7.0mm/3.1mm/120mg

  【実物大】

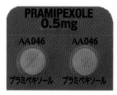

識別コード：AA046

レストレスレッグス症候群の薬

ジェネリック プラミペキソール 塩酸塩錠「DSEP」

（プラミペキソール塩酸塩水和物）

製造販売元／第一三共エスファ株式会社

薬価 0.125mg錠：12.70円
　　　0.5mg錠：45.00円

販売開始 0.125mg錠：2013年6月
　　　　　0.5mg錠：2013年6月

大きさ（長径/短径/厚さ/重さ）
【0.125mg錠】6.0mm/6.0mm/2.5mm/85mg

  【実物大】

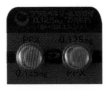

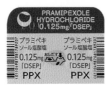

識別コード：PPX EP/PPX0.125

【0.5mg錠】7.0mm/7.0mm/3.1mm/120mg

  【実物大】

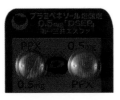

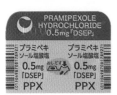

識別コード：PPX EP/PPX0.5

ジェネリック プラミペキソール 塩酸塩錠「EE」

（プラミペキソール塩酸塩水和物）

製造販売元／エルメッド株式会社
販売元／日医工株式会社

薬価 0.125mg錠：12.70円
　　　0.5mg錠：45.00円

販売開始 0.125mg錠：2013年6月
　　　　　0.5mg錠：2013年6月

大きさ（長径/短径/厚さ/重さ）
【0.125mg錠】6.0mm/6.0mm/2.3mm/85mg

 【実物大の参考図】

識別コード：EE257

【0.5mg錠】8.0mm/8.0mm/2.7mm/170mg

○ 【実物大の参考図】

識別コード：EE258

プラミペキソール 塩酸塩錠「FFP」

ジェネリック

（プラミペキソール塩酸塩水和物）

製造販売元／共創未来ファーマ株式会社

薬価　0.125mg錠：12.70円
　　　0.5mg錠：45.00円

販売開始　0.125mg錠：2013年6月
　　　　　0.5mg錠：2013年6月

大きさ（長径/短径/厚さ/重さ）

【0.125mg錠】6.0mm/6.0mm/2.5mm/85mg

  【実物大】

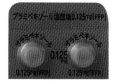

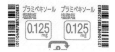

識別コード：FF161

【0.5mg錠】7.0mm/7.0mm/3.1mm/120mg

  【実物大】

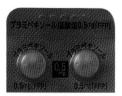

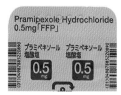

識別コード：FF162

プラミペキソール 塩酸塩錠「JG」

ジェネリック

（プラミペキソール塩酸塩水和物）

製造販売元／日本ジェネリック株式会社

薬価　0.125mg錠：12.70円
　　　0.5mg錠：45.00円

販売開始　0.125mg錠：2013年6月
　　　　　0.5mg錠：2013年6月

大きさ（長径/短径/厚さ/重さ）

【0.125mg錠】6.0mm/6.0mm/2.3mm/85mg

  【実物大】

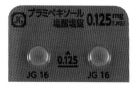

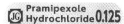

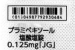

識別コード：JG 16

【0.5mg錠】10.0mm/6.0mm/3.1mm/170mg

  【実物大】

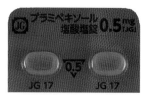

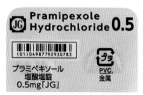

識別コード：JG 17

レストレスレッグス症候群の薬

プラミペキソール 塩酸塩錠「MEEK」
（プラミペキソール塩酸塩水和物）

製造販売元／小林化工株式会社

薬価　0.125mg錠：12.70円
　　　0.5mg錠：45.00円

販売開始　0.125mg錠：2013年6月
　　　　　0.5mg錠：2013年6月

大きさ（長径/短径/厚さ/重さ）

【0.125mg錠】6.1mm/6.1mm/2.3mm/85mg

【実物大】

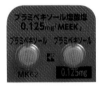

識別コード：MK62

【0.5mg錠】10.7mm/7.7mm/2.9mm/210mg

【実物大】

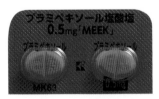

識別コード：MK63

プラミペキソール 塩酸塩錠「YD」
（プラミペキソール塩酸塩水和物）

製造販売元／株式会社陽進堂

薬価　0.125mg錠：12.70円
　　　0.5mg錠：50.40円

販売開始　0.125mg錠：2013年6月
　　　　　0.5mg錠：2013年6月

大きさ（長径/短径/厚さ/重さ）

【0.125mg錠】6.0mm/6.0mm/2.5mm/85mg

【実物大】

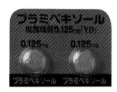
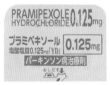

識別コード：YD176

【0.5mg錠】7.0mm/7.0mm/3.1mm/120mg

【実物大】

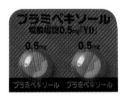
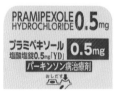

識別コード：YD177

プラミペキソール 塩酸塩錠「アメル」

（プラミペキソール塩酸塩水和物）

製造販売元／共和薬品工業株式会社

薬価 0.125mg錠：12.70円
0.5mg錠：45.00円

販売開始 0.125mg錠：2013年6月
0.5mg錠：2013年6月

大きさ（長径/短径/厚さ/重さ）

【0.125mg錠】6.0mm/6.0mm/2.3mm/85mg

 【実物大】

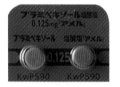

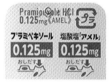

識別コード：KwP/590

【0.5mg錠】10.5mm/7.5mm/3.0mm/211.2mg

 【実物大】

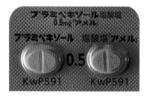

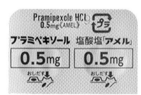

識別コード：KwP/591

プラミペキソール 塩酸塩錠「サワイ」

（プラミペキソール塩酸塩水和物）

製造販売元／沢井製薬株式会社

薬価 0.125mg錠：12.70円
0.5mg錠：45.00円

販売開始 0.125mg錠：2013年6月
0.5mg錠：2013年6月

大きさ（長径/短径/厚さ/重さ）

【0.125mg錠】6.0mm/6.0mm/2.3mm/85mg

 【実物大】

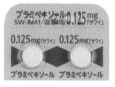

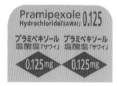

識別コード：SW PM1

【0.5mg錠】10.6mm/7.6mm/2.8mm/210mg

 【実物大】

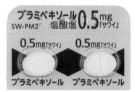

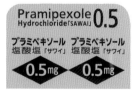

識別コード：SW PM2

プラミペキソール塩酸塩錠「タカタ」

ジェネリック

（プラミペキソール塩酸塩水和物）

製造販売元／高田製薬株式会社

薬価　0.125mg錠：12.70円
　　　0.5mg錠：45.00円

販売開始　0.125mg錠：2013年6月
　　　　　0.5mg錠：2013年6月

大きさ（長径/短径/厚さ/重さ）

【0.125mg錠】6.0mm/6.0mm/2.3mm/85mg

  【実物大】

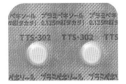

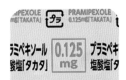

識別コード：TTS-302

【0.5mg錠】8.0mm/8.0mm/2.7mm/170mg

  【実物大】

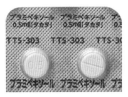

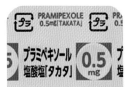

識別コード：TTS-303

プラミペキソール塩酸塩OD錠「トーワ」

ジェネリック

（プラミペキソール塩酸塩水和物）

製造販売元／東和薬品株式会社

薬価　0.125mg錠：12.70円
　　　0.5mg錠：45.00円

販売開始　0.125mg錠：2013年6月
　　　　　0.5mg錠：2013年6月

大きさ（長径/短径/厚さ/重さ）

【0.125mg錠】6.0mm/6.0mm/2.9mm/90mg

  【実物大】

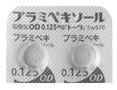

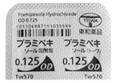

識別コード：Tw570

【0.5mg錠】8.0mm/8.0mm/3.4mm/180mg

  【実物大】

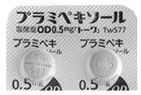

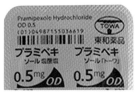

識別コード：Tw577

プラミペキソール 塩酸塩錠「日医工」

（プラミペキソール塩酸塩水和物）

製造販売元／日医工株式会社

薬価 0.125mg錠：12.70円
　　 0.5mg錠：45.00円

販売開始 0.125mg錠：2013年6月
　　　　 0.5mg錠：2013年6月

大きさ（長径/短径/厚さ/重さ）

【0.125mg錠】6.0mm/6.0mm/2.3mm/85mg

【実物大の参考図】

識別コード：*n*638

【0.5mg錠】10.7mm/7.7mm/2.9mm/210mg

【実物大の参考図】

識別コード：*n*639

プラミペキソール 塩酸塩錠「日新」

（プラミペキソール塩酸塩水和物）

製造販売元／日新製薬株式会社

薬価 0.125mg錠：14.40円
　　 0.5mg錠：45.00円

販売開始 0.125mg錠：2013年6月
　　　　 0.5mg錠：2013年6月

大きさ（長径/短径/厚さ/重さ）

【0.125mg錠】6.0mm/6.0mm/2.5mm/85mg

  【実物大】

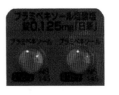

識別コード：NS 145

【0.5mg錠】7.0mm/7.0mm/3.1mm/120mg

  【実物大】

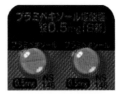

識別コード：NS 146

レストレスレッグス症候群の薬

【剤形別】【ジェネリック】 プラミペキソール 塩酸塩錠「ファイザー」

（プラミペキソール塩酸塩水和物）

販売元／ファイザー株式会社

薬価 0.125mg錠：12.70円
0.5mg錠：45.00円

販売開始 0.125mg錠：2013年12月
0.5mg錠：2013年12月

大きさ（長径/短径/厚さ/重さ）

【0.125mg錠】6.0mm/6.0mm/2.5mm/85mg

 【実物大】

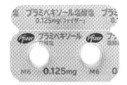

識別コード：M 6

【0.5mg錠】8.0mm/5.0mm/2.7mm/100mg

 【実物大】

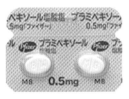

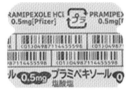

識別コード：M 8

【先発品】【剤形別】 ニュープロパッチ

（ロチゴチン）

製造販売元／大塚製薬株式会社

薬価 2.25mg 1枚：252.50円
4.5mg 1枚：387.20円

販売開始 2.25mg：2013年2月
4.5mg：2013年2月

大きさ（長径/短径/厚さ/重さ）

【2.25mg】5cm^2

【実物大の参考図】

【4.5mg】10cm^2

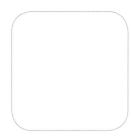

【実物大の参考図】

先発品 # レグナイト錠

（ガバペンチン エナカルビル）

製造販売元／アステラス製薬株式会社

薬価 300mg錠：87.40円

販売開始 300mg錠：2012年7月

大きさ（長径/短径/厚さ/重さ）
【300mg錠】15.1mm/8.0mm/5.7mm/655mg

  【実物大】

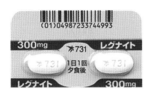

識別コード：✳731

レストレスレッグス症候群の薬

ナルコレプシーの薬

商品名：モディオダール、リタリン、ベタナミン、アナフラニール

●どのように薬が効くか？

　ナルコレプシーは目が覚めている状態（覚醒状態）を保ち、睡眠を安定させる働きのあるオレキシンという物質を作れない、あるいはほとんど作れなくなってしまうために、夜に十分寝ているのに日中に強い眠気に襲われて眠り込んでしまったり、突然レム睡眠が出現して脱力（情動脱力発作）してしまったりする病気です。ナルコレプシーの薬には「強い眠気に対して使う薬」と「情動脱力発作に対して使う薬」があります。

●強い眠気に対して使う薬

　精神刺激薬という覚醒系の活動を促進する薬剤を使います。ナルコレプシーでない人では依存や濫用などの問題が出現しやすいため、睡眠障害専門の医療機関で専門的検査を行い、ナルコレプシーあるいは特発性過眠症と診断できる場合のみ処方されます。資格をもった医師以外は処方できず、資格をもった薬剤師以外は調剤できないという厳しい規制が行われています（モディオダール、リタリン。なお、リタリンは特発性過眠症には用いられません）。

●情動脱力発作に対して使う薬

　情動脱力発作は、喜んだり笑ったりという強い情動に伴って突然レム睡眠に移行し、脱力してしまうと考えられており、レム睡眠の出現を抑制する作用のある抗うつ薬が用いられます（ベタナミン、アナフラニール）。

●こんな時にはどうする？

　時々、極端な睡眠不足で日中に「寝落ち」するのをナルコレプシーと誤解して受診する方がいますが、ナルコレプシーの診断には夜にしっかり眠っているかの確認が不可欠です。

先発品 ジェネリック モディオダール錠

（モダフィニル）

製造販売元／アルフレッサ ファーマ株式会社

薬価 100mg錠：407.80円

販売開始 100mg錠：2007年3月

大きさ（長径/短径/厚さ/重さ）

【100mg錠】12.6mm/5.5mm/3.7mm/250mg

  【実物大】

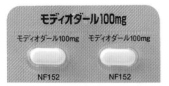

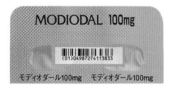

識別コード：NF152

先発品 ジェネリック リタリン錠

（メチルフェニデート塩酸塩）

製造販売元／ノバルティス ファーマ株式会社

薬価 10mg錠：8.20円

販売開始 10mg錠：1958年11月

大きさ（長径/短径/厚さ/重さ）

【10mg錠】7.0mm/7.0mm/2.6mm/140mg

  【実物大】

識別コード：CG 202

ベタナミン錠

先発品 ジェネリック

（ペモリン）

製造販売元／株式会社三和化学研究所

薬価 10mg錠：10.00円，25mg錠：22.50円，50mg錠：45.40円

販売開始 10mg錠：1969年1月，25mg錠：1981年9月，50mg錠：1981年9月

大きさ（長径/短径/厚さ/重さ）

【10mg錠】7.0mm/7.0mm/2.7mm/135mg 　　　　　【50mg錠】9.0mm/9.0mm/3.4mm/275mg

【実物大】

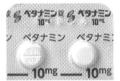

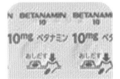

識別コード：Sc103

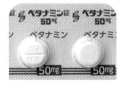
【実物大】

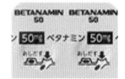

識別コード：Sc105

【25mg錠】8.0mm/8.0mm/3.0mm/190mg

【実物大】

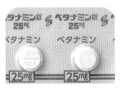

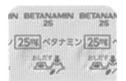

識別コード：Sc104

先発品 ジェネリック アナフラニール錠

（クロミプラミン塩酸塩）

製造販売元／アルフレッサファーマ株式会社

薬価 10mg錠：9.60円
　　　25mg錠：17.10円

販売開始 10mg錠：1973年8月
　　　　　25mg錠：1973年8月

大きさ（長径/短径/厚さ/重さ）

【10mg錠】6.1mm（高さ）/3.5mm/110mg

【実物大】

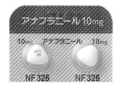

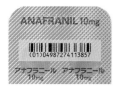

識別コード：NF 326

【25mg錠】6.0mm/6.0mm/3.6mm/110mg

【実物大】

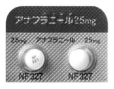

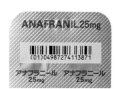

識別コード：NF 327

レム睡眠行動障害の薬

商品名：ランドセン、リボトリール

●どのように薬が効くか？

　レム睡眠行動障害では夢の中の行動とまったく同じに身体が動き、何かにぶつかってケガをしたり、一緒に寝ている人にケガを負わせたりすることがあります。これは、レム睡眠中に身体の筋肉を動かさなくする機能が働らかなくなるためと考えられています。

　ランドセンやリボトリールという薬は、レム睡眠の出現を減らす作用や筋弛緩作用があるため、夢の中の行動が出現しにくくなると考えられています。海外ではレム睡眠中の筋肉の緊張を和らげるとされるメラトニンも治療に使われています。ドパミンアゴニストや認知症の薬などが使われることもあります。

●どんな症状に有効か？

　睡眠中の寝言や身体の動きを少なくして、ケガのリスクを低下させます。

●こんな時にはどうする？

　薬の影響で睡眠時無呼吸の悪化、夜間や朝の転倒、日中の眠気、認知機能の低下などが現れる心配があるため、少量から始めて医師の指示通りに服用することが大切です。

　睡眠中のケガのリスクを下げるために次のような対策も重要です。

・転落を避けるため、ベッドでなく床に布団を敷いて寝る
・寝室になるべくものを置かず、家具などにはクッション材を付ける
・家族と寝室を別にする

先発品 ランドセン

（クロナゼパム）

製造販売元／大日本住友製薬株式会社

薬価　0.5mg錠：9.30円，1mg錠：12.10円，2mg錠：21.00円，0.1%細粒
1g：11.60円，0.5%細粒 1g：44.60円

販売開始　0.5mg錠：1981年1月，1mg錠：1981年9月，2mg錠：1981年1月，
0.1%細粒 1g：1981年1月，0.5%細粒 1g：1981年1月

大きさ（長径/短径/厚さ/重さ）

【0.5mg錠】8.0mm/8.0mm/2.3mm/150mg

【実物大】

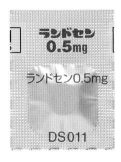

識別コード：DS011

【1mg錠】8.0mm/8.0mm/2.3mm/150mg

【実物大】

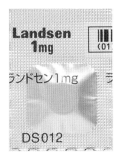

識別コード：DS012

【2mg錠】8.0mm/8.0mm/2.3mm/150mg

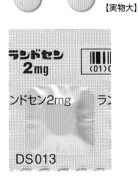【実物大】

識別コード：DS013

【0.1%細粒】白色の細粒

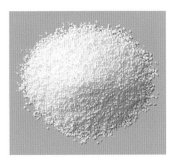

【0.5%細粒】うすい橙色の細粒

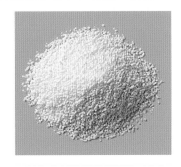

⬤先発品 ⬤ジェネリック リボトリール

（クロナゼパム）

製造販売元／太陽ファルマ株式会社

....

薬価 0.5mg錠：9.30円，1mg錠：11.50円，2mg錠：19.90円，
0.1%細粒 1g：11.50円、0.5%細粒 1g：43.90円

販売開始 0.5mg錠：1981年1月，1mg錠：1981年9月，2mg錠：1981年1月，
0.1%細粒：1981年1月，0.5%細粒：1981年1月

大きさ（長径/短径/厚さ/重さ）

【0.5mg錠】8.0mm/8.0mm/2.3mm/150mg　　　　【1mg錠】8.0mm/8.0mm/2.3mm/150mg

  【実物大】

  【実物大】

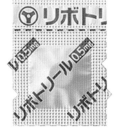

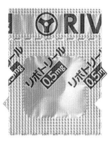

識別コード：DU

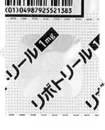

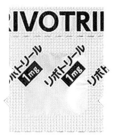

識別コード：FT

【2mg錠】8.0mm/8.0mm/2.3mm/150mg

【実物大】

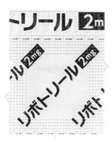

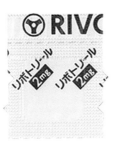

識別コード：DV

【0.1%細粒】白色の細粒

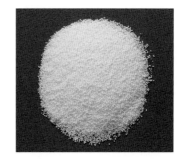

【0.5%細粒】うすい橙色の細粒

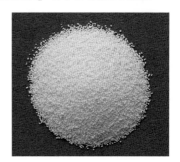

レム睡眠行動障害の薬

おわりに

　これまで、閉塞性睡眠時無呼吸で12年ほどCPAP治療を続けてきた以外は、特に持病もなく過ごしてきました。

　2021年6月のある朝。起床直後にこれまでに経験したことのない胸の苦しさが出現し、身動きできなくなり、人生で初めて救急車出動を要請しました。診察の結果、大動脈解離による心タンポナーデに陥っており、胸部大動脈を人工血管に置き換える緊急手術が必要とのことでした。心臓・血管外科に関する私の知識は医師国家試験以来アップデートされていませんでしたが、体外循環が必要な大手術だということは説明されなくてもわかり、手術に同意しました。緊急手術は成功しましたが、胸部～腹部～骨盤部の下流の大動脈にも解離があるため、8月上旬に、カテーテルを用いてグラフトとステントを設置する手術を受けました。

　胸部正中部の大きな手術創を除けば、術後の早期リハビリによって日常生活動作も問題なく回復し、あれほどの大手術を受けたのがウソのようで、現在は在宅勤務をこなしています。あとは持久力の回復が必要と考えています。

　後に知ったことですが、大動脈解離では患者の60％が医療機関にたどり着く前に死亡してしまうことのことで、非常に運がよかったと天に感謝しております。

　睡眠障害では、一刻を争う治療が患者の生死を分けるような事態は起こりませんが、動脈硬化などの生活習慣病を引き起こすことがあります。ですから、「本人が満足しているから、訴えがないから大丈夫」ではなくて、常に健診結果やかかりつけ医による検査結果

などの情報を確認していく必要を、改めて感じた次第です。

　繰り返す入院で連絡が滞りましたが、辛抱強く対応くださったアルタ出版の担当者にもお礼申し上げます。

2021年9月

北里大学医療衛生学部 保健衛生学科 精神保健学 教授

田ヶ谷 浩邦

索引

ア

アナフラニール錠 　　　　　　 95

アモバン錠 　　　　　　　　　　 18

エスゾピクロン錠「DSEP」　　　 39

エスゾピクロン錠「KMP」　　　 40

エスゾピクロン錠「NPI」　　　　 41

エスゾピクロン錠「TCK」　　　　 42

エスゾピクロン錠「YD」　　　　 43

エスゾピクロン錠「アメル」　　 44

エスゾピクロン錠「ケミファ」　 46

エスゾピクロン錠「サワイ」　　 47

エスゾピクロン錠「トーワ」　　 48

エスゾピクロン錠「ニプロ」　　 50

エスゾピクロン錠「杏林」　　　 45

エスゾピクロン錠「日新」　　　 49

エスゾピクロン錠「明治」　　　 51

エバミール錠 　　　　　　　　 52

オースギ抑肝散料エキスTG 　　 75

カ

クラシエ抑肝散加陳皮半夏エキス

　　細粒 　　　　　　　　　　 77

クラシエ芍薬甘草湯エキス細粒

　　　　　　　　　　　　　　 78

コタロー抑肝散加陳皮半夏エキス

　　細粒 　　　　　　　　　　 76

コタロー芍薬甘草湯エキス細粒

　　　　　　　　　　　　　　 78

サ

ジュンコウ芍薬甘草湯FCエキス

　　細粒医療用 　　　　　　　 79

ゾピクロン錠「サワイ」　　　　 19

ゾピクロン錠「トーワ」　　　　 19

ゾピクロン錠「杏林」　　　　　 18

ゾルピデム酒石酸塩錠「AA」　　 20

ゾルピデム酒石酸塩錠「AFP」　 21

ゾルピデム酒石酸塩錠「DK」　　 21

ゾルピデム酒石酸塩錠「DSEP」 22

ゾルピデム酒石酸塩錠「EE」　　 23

ゾルピデム酒石酸塩錠「JG」　　 22

ゾルピデム酒石酸塩錠「KMP」　 24

ゾルピデム酒石酸塩錠「KN」　　 25

ゾルピデム酒石酸塩錠「NP」　　 24

ゾルピデム酒石酸塩錠「NPI」　 26

ゾルピデム酒石酸塩錠「TCK」　 26

ゾルピデム酒石酸塩錠「YD」　　 27

ゾルピデム酒石酸塩錠「ZE」　　 27

ゾルピデム酒石酸塩錠

　　「アメル」　　　　　　　　 28

ゾルピデム酒石酸塩錠

　　「オーハラ」　　　　　　　 28

ゾルピデム酒石酸塩錠
　　「クニヒロ」⋯⋯⋯⋯29
ゾルピデム酒石酸塩錠
　　「ケミファ」⋯⋯⋯⋯30
ゾルピデム酒石酸塩錠
　　「サワイ」⋯⋯⋯⋯31
ゾルピデム酒石酸塩錠
　　「サンド」⋯⋯⋯⋯30
ゾルピデム酒石酸塩錠
　　「タカタ」⋯⋯⋯⋯32
ゾルピデム酒石酸塩錠「テバ」⋯⋯32
ゾルピデム酒石酸塩錠
　　「トーワ」⋯⋯⋯⋯33
ゾルピデム酒石酸塩錠
　　「ファイザー」⋯⋯⋯⋯35
ゾルピデム酒石酸塩錠「杏林」⋯29
ゾルピデム酒石酸塩錠「日医工」
　　⋯⋯⋯⋯34
ゾルピデム酒石酸塩錠「日新」⋯35
ゾルピデム酒石酸塩錠「明治」⋯36
ゾルピデム酒石酸塩OD錠「EE」
　　⋯⋯⋯⋯23
ゾルピデム酒石酸塩OD錠「KN」
　　⋯⋯⋯⋯25
ゾルピデム酒石酸塩OD錠
　　「サワイ」⋯⋯⋯⋯31
ゾルピデム酒石酸塩OD錠
　　「トーワ」⋯⋯⋯⋯33

ゾルピデム酒石酸塩OD錠
　　「日医工」⋯⋯⋯⋯34
ゾルピデム酒石酸塩内容液
　　「タカタ」⋯⋯⋯⋯36
ゾルピデム酒石酸塩ODフィルム
　　「モチダ」⋯⋯⋯⋯37

タ

ツムラ抑肝散エキス顆粒(医療用)
　　⋯⋯⋯⋯75
ツムラ抑肝散加陳皮半夏エキス
　　顆粒(医療用)⋯⋯⋯⋯76
ツムラ芍薬甘草湯エキス顆粒
　　(医療用)⋯⋯⋯⋯79
テイコク芍薬甘草湯エキス顆粒
　　⋯⋯⋯⋯80
デエビゴ錠⋯⋯⋯⋯70
〔東洋〕芍薬甘草湯エキス細粒⋯77
トリアゾラム錠「CH」⋯⋯⋯⋯53
トリアゾラム錠「EMEC」⋯⋯⋯⋯54
トリアゾラム錠「FY」⋯⋯⋯⋯54
トリアゾラム錠「JG」⋯⋯⋯⋯55
トリアゾラム錠「KN」⋯⋯⋯⋯55
トリアゾラム錠「TCK」⋯⋯⋯⋯56
トリアゾラム錠「テバ」⋯⋯⋯⋯56
トリアゾラム錠「日医工」⋯⋯⋯⋯57
トリアゾラム錠「日新」⋯⋯⋯⋯57

ナ

ニュープロパッチ ……… 90

ハ

ハルシオン錠 ……… 53

ビ・シフロール錠 ……… 83

プラミペキソール塩酸塩錠「AA」
……… 83

プラミペキソール塩酸塩錠「DSEP」
……… 84

プラミペキソール塩酸塩錠「EE」
……… 84

プラミペキソール塩酸塩錠「FFP」
……… 85

プラミペキソール塩酸塩錠「JG」
……… 85

プラミペキソール塩酸塩錠「MEEK」
……… 86

プラミペキソール塩酸塩錠「YD」
……… 86

プラミペキソール塩酸塩錠
「アメル」……… 87

プラミペキソール塩酸塩錠
「サワイ」……… 87

プラミペキソール塩酸塩錠
「タカタ」……… 88

プラミペキソール塩酸塩錠
「ファイザー」……… 90

プラミペキソール塩酸塩錠
「日医工」……… 89

プラミペキソール塩酸塩錠
「日新」……… 89

プラミペキソール塩酸塩OD錠
「トーワ」……… 88

ブロチゾラム錠「AFP」……… 60

ブロチゾラム錠「CH」……… 60

ブロチゾラム錠「EMEC」……… 66

ブロチゾラム錠「YD」……… 61

ブロチゾラム錠「アメル」……… 62

ブロチゾラム錠「オーハラ」……… 63

ブロチゾラム錠「サワイ」……… 64

ブロチゾラム錠「テバ」……… 65

ブロチゾラム錠「トーワ」……… 63

ブロチゾラム錠「ヨシトミ」……… 67

ブロチゾラム錠「日医工」……… 66

ブロチゾラム錠「日新」……… 67

ブロチゾラムOD錠「JG」……… 61

ブロチゾラムOD錠「アメル」……… 62

ブロチゾラムOD錠「サワイ」……… 64

ブロチゾラムOD錠「テバ」……… 65

ベタナミン錠 ……… 94

ベルソムラ錠 ……… 69

本草芍薬甘草湯エキス顆粒-M ……… 80

マ

マイスリー錠 ……… 20

メラトベル顆粒小児用 ──────── 73

モディオダール錠 ────────── 93

ラ

ランドセン ──────────── 97

リスミー錠 ──────────── 58

リタリン錠 ──────────── 93

リボトリール ─────────── 98

リルマザホン塩酸塩錠「MEEK」── 58

ルネスタ錠 ──────────── 38

レグナイト錠 ─────────── 91

レンドルミン錠 ────────── 59

レンドルミンD錠 ──────── 59

ロゼレム錠 ──────────── 73

ロラメット錠 ─────────── 52

監修者プロフィール

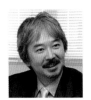

田ヶ谷 浩邦

1989年　東京医科歯科大学医学部卒業後、精神医学、睡眠生理学などの専門医として診療・研究・教育に従事
2008年より現職（北里大学医療衛生学部教授）

睡眠関連の薬の本

2021 年 9 月 30 日　第 1 版　第 1 刷発行

E-mailのQRコード

定　価　本体 1,320 円（税込）
監　修　田ヶ谷　浩邦
発行者　高原　まゆみ
発行所　アルタ出版株式会社
　　　　http://www.ar-pb.com
　　　　〒166-0016 東京都杉並区成田西 3-7-12
E-mail　contact@ar-pb.com

ISBN978-4-909487-03-2 C3047